U0307547

浮针医学之再灌注活动

孙 健◎著 符仲华◎主审

全国百佳图书出版单位
中国中医药出版社
·北 京·

图书在版编目（CIP）数据

浮针医学之再灌注活动 / 孙健著 . — 北京：中国中医药出版社，2022.1（2022.4重印）

ISBN 978-7-5132-7183-7

Ⅰ . ①浮… Ⅱ . ①孙… Ⅲ . ①针刺疗法 Ⅳ . ① R245.3

中国版本图书馆 CIP 数据核字 (2021) 第 192680 号

中国中医药出版社出版

北京经济技术开发区科创十三街 31 号院二区 8 号楼

邮政编码 100176

传真 010-64405721

保定市中画美凯印刷有限公司印刷

各地新华书店经销

开本 710×1000 1/16 印张 13.25 字数 219 千字

2022 年 1 月第 1 版 2022 年 4 月第 2 次印刷

书号 ISBN 978-7-5132-7183-7

定价 108.00 元

网址 www.cptcm.com

服 务 热 线 010-64405510

购 书 热 线 010-89535836

维 权 打 假 010-64405753

微信服务号 zgzyycbs

微商城网址 https：//kdt.im/LldUGr

官 方 微 博 http：//e.weibo.com/cptcm

天猫旗舰店网址 https：//zgzyycbs.tmall.com

如有印装质量问题请与本社出版部联系（010-64405510）

作者简介

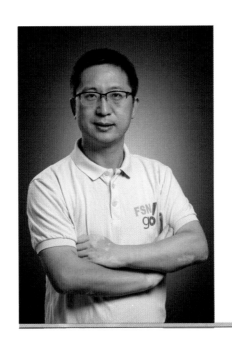

孙 健

医学博士，主任中医师，博士研究生导师

浮针Ⅳ段

广东省杰出青年医学人才

广东省中医院青年名中医

广东省中医院符仲华浮针医学名医传承工作室负责人

世界中医药学会联合会浮针专业委员会副会长

广东省中医药康养学会副会长

中国针灸学会针药结合委员会常务委员

广东省针灸学会常务理事

"再灌注活动"在浮针临床中发现、总结、提升，是浮针疗法不可或缺的临床伴侣，是浮针医学的重要组成部分。通过再灌注活动可以达到快速地改善血液循坏、减轻临床症状的目的，也就是中医"疏通经络""运行气血"的效果。再灌注活动不仅仅是为医学临床提供了一个安全、有效的治疗手段，而且为针灸临床、乃至整个外治法提供了一个全新的理论基础和治疗理念。

本书不仅为常用肌肉的每个再灌注活动做了配图，而且给每个再灌注活动配齐视频，读者可以直接扫码观看。如此直观、全面的信息传递使得学习变得容易和愉快，为广大浮针爱好者和从业者快速提高浮针临床水平提供了简捷的途径和有力的保障。

本书的出版打开了一种全新的医学思路，将会启发更多针灸同道、医学同道在继承传统精华的基础之上，更多地去思索、去探讨，走出一条守正创新的现代针灸之路。

序

　　认真阅读完孙健博士《浮针医学之再灌注活动》书稿，我感到非常欣喜，书中使用大量的图片和视频，准确、直观地将浮针医学中至关重要的部分——再灌注活动展现在读者面前。这种著作风格为各种特色疗法书籍的出版提供了典范。过去，由于技术手段的限制，这类特色疗法教材和书籍的编写，大部分通过文字来表述，常常会有"书不尽言、言不尽意"的感觉，加之不同的读者对编写内容理解的角度、深度不同，对同一种疗法掌握的程度不同，从而影响教学效果和临床疗效。本书不仅为常用肌肉的每个再灌注活动做了配图，而且给每个再灌注活动配齐视频，读者可以直接扫码观看，如此直观、全面的信息传递，使学习变得容易和愉快。

　　在符仲华教授的带领下，浮针医学近十年来得到了长足的发展和进步，全新的医学概念、先进的治疗理念、贯通古今中西的理论探讨不断提出。"患肌"的提出明确了浮针治疗的靶点，"第一现场""第二现场"阐述了临床中病痛显现部位和病痛本质所在部位之间的关系，"血环境不良"对影响浮针疗效的各种血液相关因素进行了归纳总结，而"再灌注活动"的提出则是源于浮针临床全新的治疗方法和治疗理念。近年来，西方"肌筋膜触发点"的研究、"干针"疗法的提出和推广，为针灸界提出了新的挑战和机遇。我们应该解放思想，实事求是，传承精华，守正创新。一方面，要读懂经典，弄懂《黄帝内经》《难经》《针灸甲乙经》等众多经典中的背景和语言，从经典中汲取营养、寻找思路，将经典中最精华的思想和方法与当下结合起来，为临床提供指引与方向，符仲华教授近期提出的"气血新论""肌-血（血循环）关系"率先做出了理论上的探索。另一方面，则是要学习、吸收现代科学成果并为我所用，在理论上和实践上给针灸、给中医注入新的思路和方法，增强中医、针灸的鲜活生命力。在这个方面，浮针为各种特色疗法做了一个表率，在走向科学化、规范化和国际化的道路上先行一步。

"再灌注活动"基于功能解剖的相关知识，结合现代疼痛康复学、筋膜治疗学等相关学科的治疗理念，针对性地提出了通过等力抗阻制造短暂缺血-再灌注，快速改善肌肉及相关组织的血液供应，从而安全、高效地治疗由于人体组织器官慢性缺血缺氧所导致的各种病痛。"再灌注活动"在浮针临床中的发现、总结、提升，是浮针治疗不可或缺的临床伴侣。但它又不仅限于浮针临床内部，也可以在使用其他治疗方法时应用，以达到快速改善血液循坏、减轻临床症状的目的，这其实就是中医"疏通经络""运行气血""活血化瘀"等概念的现代化发展。再灌注活动不仅为医学临床提供了一个安全、有效的治疗手段，而且为针灸临床乃至整个外治法提供了一种全新的理论基础和治疗理念。《浮针医学之再灌注活动》这本书的出版，不仅为医学同道学习浮针提供了直观、详尽、强有力的学习工具，而且将打开一种全新的医学思路，启发更多针灸同道、医学同道在继承传统医学精华的基础之上，更多地去思索、去探讨，走出一条守正创新的现代针灸之路。

除了其书、其术，我还想谈谈作者其人。孙健博士2007年从广州中医药大学博士毕业以后，一直在广东省中医院工作，从一个普通住院医生到主治医师、副主任医师、主任医师、博士研究生导师，他的成长我一直看在眼里。孙健博士谈不上有多么聪敏睿智，但他做人诚恳、正直，做事做学问踏实、严谨。自2013年结识符仲华教授、结识浮针，孙健博士就被浮针良好的临床效果和严密的逻辑思维所吸引，从而深入地学习浮针，在临床上心无旁骛地使用浮针、研究浮针。功不唐捐，多年的专注与努力换来了不菲的收获，体现在临床上患者的认可和追随，以及医学界同行的评价与认同。

正如韩启德院士所讲那样："我们中国人应该有志气，把中医和西医里面最优秀的成分结合起来，创造出真正的现代医学。"祝愿浮针事业在符仲华教授的带领之下、在孙健博士等青年才俊的努力之下更上一层楼，为中医药事业、为人类健康做出更大的贡献。

许能贵

2021年9月6日

广州中医药大学

前言

　　1996年，符仲华老师发明了浮针疗法，转眼已过去25个春秋。在符仲华老师的带领下以及广大浮针应用者的推动下，本着"守正融新、上工少涉、止于至善"的理念，浮针疗法一直在临床实践中进步和发展，从未停下自我完善、不断求实的脚步。

　　浮针疗法发明后，已陆续出版了不少专著，如《浮针疗法》《浮针疗法速治软组织伤痛》《浮针治疗疼痛手册》《浮针医学纲要》《浮针医学概要》等。浮针疗法的理论基础、临床适应证等已在诸多著作中得以论述。本书主要侧重论述浮针治疗中的重要环节——再灌注活动。

　　再灌注活动，泛指通过采用适量、有针对性的外力或者患者自己的力量，持续地、重复地舒张和收缩局部肌肉或者相关联的肌肉，从而使得局部肌肉或者相关组织的血液充盈，使微循环得到改善，帮助缺血的机体组织恢复到正常状态的活动方法。

　　再灌注活动是浮针医学的重要组成部分，是浮针疗法取得理想临床疗效中不可或缺的步骤。特别是在治疗疑难杂症的时候，再灌注活动往往是取得疗效的关键步骤，是有效和无效的分水岭。临床上，我们经常遇见反复发作的病例，这样的病例往往有良好的即时效果，但是总是出现反复，在分析反复的原因中，对患肌的再灌注活动不充分或不正确常常是不容忽视的因素。由此可见，正确掌握再灌注活动对于浮针的学习至关重要。

　　再灌注活动的设计基于对肌肉解剖的熟悉和掌握，在学习、应用浮针疗法的过程中，具有一定的难度。设计、完成合理有效的再灌注活动既是重点也是难点，对于临床疗效以及个人浮针技术的提升有着至关重要的作用。

　　针对这种情况，我们萌发了撰写《浮针医学之再灌注活动》一书的想法。本书介绍了再灌注活动的提出与发展，再灌注活动的生理学基础、病理学基础，以及再灌注活动的概念、原理、操作特点等。重点挑选浮针疗法中常用的41块肌肉，分别论述每块肌肉的名称、附着点、主要功能、患肌的临床表现、常用的再灌注活动。

本书具备两大特色：一是图文并茂；二是配备真人演示视频。对于肌肉功能解剖的知识介绍，采用文字描述与彩色图片、图示结合的编写风格，语言精练，通俗易懂，图片形象生动，便于理解与实用。读者通过对肌肉功能的掌握，指导设计合理有效的再灌注活动，使广大浮针应用者在进行再灌注活动的时候思路清晰。本书对于每块肌肉的再灌注活动进行了视频录制，通过扫取二维码即可观看真人演示的视频，视频拍摄团队均为广东省中医院符仲华浮针医学名医传承工作室成员或进修、实习医生，动作精准，利于更加直观形象地掌握动作要领。相信这本立体呈现浮针医学再灌注活动的书籍能够给广大浮针爱好者带来很大的收获，帮助浮针人在进行浮针治疗时思路更加清晰，不断精进技术。

《浮针医学之再灌注活动》能够与大家见面，得益于国家大力发展中医药的英明决策，得益于广东省中医院对浮针名医工作室的大力支持，得益于符仲华老师的精心指导以及中国中医药出版社的大力支持。这里由衷地感谢伟大的时代！伟大的祖国！更要感谢符仲华老师以及中国中医药出版社的厚爱！希望这本书能够为浮针医学的发展添砖加瓦，祝愿浮针医学的未来更美好！

孙健

2021年3月30日

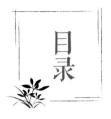

目录

上篇 概述

下篇　常用肌肉的再灌注活动

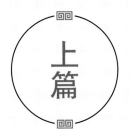

上篇

概述

第一章　再灌注活动的沿革

浮针疗法是1996年符仲华老师在第一军医大学（现南方医科大学）期间发明，并历经20余年发展，形成了现在成熟系统的操作方法，主要包括扫散和再灌注活动。早期（2010年前）学习浮针的同道，可能都有记忆，当时没有明确再灌注活动的概念和规范的再灌注活动操作方法，当然当时浮针疗效的稳定性也没有现在这么好。那么，再灌注活动是如何提出来的呢？它又经历了哪些发展呢？

在浮针疗法发明的头几年，浮针操作过程中并没有让患者主动活动或者被动活动患病关节或肌肉。后来，在浮针临床实践中，为了转移浮针扫散时患者的紧张情绪，同时为了将进针点和病痛之间的皮下层放松，经常使用类似晃动的手法。于是慢慢发现，在浮针扫散的同时，主动或被动活动病痛相关的关节，能使得浮针的效果来得更快、维持时间更久。尤其是比较顽固的病证，采用这种方法经常收到意想不到的惊喜疗效。比如在浮针疗法治疗肩关节周围炎时，一边扫散，一边摆动上肢以活动受限的肩关节；在治疗腕管综合征时，边扫散边活动患者手腕；治疗踝关节陈旧性损伤时，边扫散，边手握患脚活动踝关节。

在浮针疗法的发展过程中，扫散动作从无到有，从使用频次少到多，再到每次操作都扫散。同样，边治疗边活动也经历了一个从无到有的过程。一开始发现边治疗边活动完全是无意识的。数年下来，发现该原则却如此重要，到2010年以后，已经每个病例都这样去完成，进一步地提高了疗效，降低了复发率。

在2011年3月出版的《浮针疗法治疗疼痛手册》中，符仲华老师将这种边治疗边活动的辅助手法称之为"再灌注手法"；并在2011年8月的中国针灸学会年会论文集里发表名为"再灌注手法——浮针疗法的好帮手"的论文，文中叙述了再灌注手法的命名原因、发现过程、分类、常用的再灌注方法，也谈了其重要性、注意事项，分析了再灌注手法是否可以引起软组织损伤等问题。

与此同时，在浮针临床实践中发现，如果在患者主动活动关节的同时，给予患者一个短暂的等力的阻抗，浮针见效的时间会更短，同时疗效会更上一层楼。

特别是在2014年12月符仲华老师提出"患肌"的概念以后，再灌注活动也就从早期活动关节阻抗相应地精确到患肌主动收缩并给予等力阻抗，由于患肌是我们浮针治疗的靶点，这让再灌注活动的针对性和效率进一步的提高。

在人民卫生出版社于2016年10月出版的《浮针医学纲要》中，符仲华老师正式提出"再灌注活动"的名称，并详细论述了再灌注活动的概念、原理、分类、操作方法和注意事项。至此，再灌注活动已经成为浮针疗法中不可或缺的内容，也是浮针医学的重要组成部分。此后，关于浮针结合再灌注活动治疗疾病的报道大量发表在国内外医学期刊中，至今已有50余篇。截至2020年，国内医学院校中博士、硕士研究生关于浮针研究的学位论文已经超过80篇，其中7篇在论文题目明确体现了再灌注活动。关于再灌注活动的研究正在如火如荼的开展。

综上所述，再灌注活动是从浮针操作过程中的辅助手法中延伸而来，在浮针操作过程中常配合应用，已经和浮针操作完美融合，成为浮针操作的黄金搭档，也是形成浮针医学的重要组成部分。该手法可以由医生运用，也可以在医生指导下由患者实施，可以极大地减少患者的痛苦，提高临床疗效，特别在治疗疑难杂症等方面有着很好的辅助作用。再灌注活动的理论和操作方法不仅仅可以使用在浮针医学中，也可以与其他疗法合用。

第二章 再灌注活动的定义

再灌注活动（reperfusion approach，RA）是从浮针操作过程中的辅助手法延伸而来的。再灌注活动根据"血液再灌注"的概念，泛指通过采用适量，有针对性的外力或者患者自己的力量，持续地、重复地舒张和收缩局部肌肉或者相关联的肌肉，从而使得局部肌肉或者相关组织的血液充盈，使微循环得到改善，帮助身体缺血的组织恢复到正常状态的活动方法。

再灌注活动的命名由早期的"辅助动作"，过渡到"再灌注手法"，最后定为"再灌注活动"。表面看来，这仅仅是名称的改变，但是这些名称的含义背后体现了符仲华老师在长年临床实践中不断地思索、不断地改进、不断地追求卓越的过程。那么，为什么称之为"再灌注活动"？而不是"再灌注运动"或"再灌注手法"呢？

运动是一种涉及体力和技巧的由一套规则或习惯所约束的活动，通常具有主动性和竞争性。而再灌注活动可以是主动的活动，也可以是被动活动，所以用运动这样的字眼是不贴切的。比如：在肩周炎的推拿治疗过程中，我们既可以一边在患侧的肩关节周围做滚法操作，一边用另一只手帮助患者做肩关节的前屈后伸、内收外展、环转等活动（这样的活动是被动运动）；也可以用在患侧做手法的同时，让患者在没有辅助力的情况下自己活动肩关节（这样的活动是主动运动）。

手法，是操作者用手足刺激患病部位和运动肢体，达到治疗、保健作用的规范化技巧动作，也就是说，这个活动是由医生实施的，所以用这样的词汇也不准确。比如推法，是医者用肢体适当部位，在患者体表的经络、穴位、肌肉、肌腱等部位，沿一定方向推动（接受推拿的活动是被动运动）。

"活动"这个词汇则不同，它是由共同目的联合起来并完成一系列动作的总和。是由目的、动机和动作构成，具有完整的结构系统。既可以是主动的活动，也可以是被动活动，所以我们在命名时，采用了"再灌注活动"这样的字眼。

再灌注活动的英文名称为reperfusion approach（RA）。我们借用了"再灌注损伤"中的一部分概念来命名这个动作。有必要说明的是，再灌注损伤常常指急性的再灌注，而我们的再灌注活动中的reperfusion指的是慢性的积累过程。这个英文称呼在符仲华老师撰写的《Acupuncture in moderm medicine》（Intech.2013年2月出版）中的"Fu's Subcutaneous Needling，a modern style of ancient acupuncture?"一章中首次运用（图2-1）。

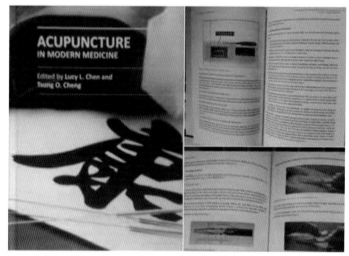

图2-1　第一本将再灌注活动翻译为 reperfusion approach 的英文书籍

第三章　再灌注活动的生理学基础

　　扫散和再灌注活动是目前浮针临床的两大法宝，它们给浮针插上了腾飞的翅膀，保证了浮针临床的快速、高效，以及疗效的的稳定性、可重复性。浮针扫散的动作主要是在皮下层完成，而在皮下层的横向扫散动作会对更深层的肌肉形成牵拉、放松效应。再灌注活动主要是针对患肌进行，而对患肌进行再灌注活动时，除了改善患肌中的缺血缺氧状态，也会对肌肉周边的相关组织、器官有所影响。所涉及的组织主要有皮下层和肌肉，而不论是皮下层，还是肌肉、肌肉间隙中均充满了疏松结缔组织，故在再灌注活动的生理学基础这一章中，我们重点介绍结缔组织、皮下层和肌肉。

第一节　结缔组织

　　结缔组织（connective tissue）由细胞和大量细胞外基质构成。结缔组织的细胞外基质包括丝状的纤维、无定形基质和不断循环更新的组织液。细胞散居于细胞外基质内，无极性分布。

　　结缔组织均起源于胚胎时期的间充质（mesenchymal），间充质由间充质细胞（mesenchymal cell）和大量的无定型基质构成。间充质细胞呈星状，细胞间以突起相互连接成网，核大，核仁明显，胞质弱嗜碱性（图3-1）。间充质细胞分化程度低，增殖分化能力强。在胚胎时期能分化成多种结缔组织细胞、内皮细胞、平滑肌细胞、血细胞等。成体结缔组织内仍

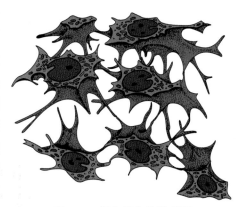

图3-1　间充质立体模式图

保留少量未分化的间充质细胞。

广义的结缔组织包括松软的固有结缔组织、较坚固的软骨、骨与液体状的血液、淋巴。一般所说的结缔组织是狭义的，仅指固有结缔组织（connective tissue proper），按其结构和功能的不同分为疏松结缔组织、致密结缔组织、脂肪组织和网状组织（图3-2）。

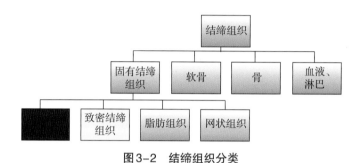

图3-2　结缔组织分类

一、疏松结缔组织

疏松结缔组织（loose connective tissue）又称蜂窝组织（areolar tissue），是浮针疗法所涉及的主要对象，或者说是靶组织。浮针医学认为浮针疗法几乎所有的现象都与疏松结缔组织密切相关，甚至大部分外治疗法都可能通过疏松结缔组织起到作用。疏松结缔组织的特点是细胞种类较多，纤维较少，排列稀疏（图3-3）。

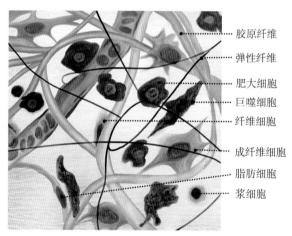

图3-3　疏松结缔组织示意图

疏松结缔组织（图3-4）在体内分布极为广泛，位于器官、组织乃至细胞之间，并且几乎影响到人体所有的器官、组织乃至细胞，具有连接、支持、防御和修复等功能。

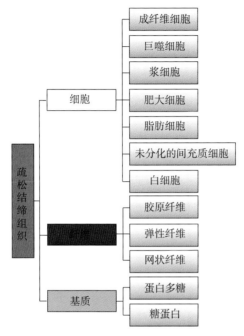

图3-4　疏松结缔组织的组成

（一）细胞

疏松结缔组织的细胞种类较多，其中包括成纤维细胞、巨噬细胞、浆细胞、肥大细胞、脂肪细胞、未分化的间充质细胞。此外，血液中的白细胞，如嗜酸性粒细胞、淋巴细胞等在炎症反应时也可游离到结缔组织内。各类细胞的数量和分布随疏松结缔组织存在的部位和功能状态而不同。

1.成纤维细胞（fibroblast）

成纤维细胞（又称纤维母细胞）是疏松结缔组织的主要细胞成分。成纤维细胞细胞扁平，多突起，成星状，胞质较丰富呈弱嗜碱性。胞核较大，扁卵圆形，染色质疏松，着色浅，核仁明显。成纤维细胞的分泌物构成疏松结缔组织的纤维和无定形基质。此外该细胞还可分泌多种生长因子，调节各种细胞的增殖与功能。

成纤维细胞处于静止状态时，称为纤维细胞。细胞变小，呈长梭形，胞核小，着色深，胞质内粗面内质网少、高尔基复合体不发达。在一定条件下，如创伤修复，结缔组织再生时，纤维细胞又能转变为成纤维细胞。此外，成纤维细胞也能分裂再生。

成纤维细胞常通过基质糖蛋白的介导附着在胶原纤维上。在趋化因子（如淋巴因子、补体等）的吸引下，成纤维细胞能缓慢地向一定方向移动。

有人对成纤维细胞进行过有关针灸学的实验，发现穴位处的基础物质都是一类生物进化历程中最早出现、分化水平最低的结缔组织以及连同它内部固有的两种细胞：未分化的间充质细胞和成纤维细胞（后者由前者分化而成，又是胶原蛋白和基质的直接生产者），这两种细胞为生物机体中不可缺少的重要组成部分。

2. 巨噬细胞（macrophage）

巨噬细胞是体内广泛存在的具有强大吞噬功能的细胞。在疏松结缔组织内的巨噬细胞又称为组织细胞，常沿纤维散在分布，在炎症和异物等刺激下活化成游走的巨噬细胞。巨噬细胞形态多样，随功能状态而改变，通常有钝圆形突起，功能活跃者，常伸出较长的伪足而形态不规则。巨噬细胞核较小，呈卵圆形或肾形，多为偏心位，着色深，核仁不明。其胞质丰富，多呈嗜酸性，含空泡和异物颗粒。电镜下，细胞表面有许多的皱褶小泡和微绒毛。巨噬细胞是由血液内单核细胞穿出血管后分化而成，此时细胞变大，线粒体及溶酶体增多，黏附和吞噬能力增强。在不同组织器官内的巨噬细胞存活时间不同，一般为2个月或更长。巨噬细胞有重要的防御功能，它具有趋化性定向运动、分泌多种生物活性物质及参与和调节免疫应答等功能。

3. 浆细胞（plasma cell）

浆细胞通常在疏松结缔组织内较少，而通常在病原菌或异性蛋白易于侵入的部位如消化道、呼吸道的固有层结缔组织内发生慢性炎症。浆细胞呈卵圆形或圆形，细胞核圆形，多偏居细胞一侧，染色体成粗块状沿核膜内面呈辐射状排列。胞质丰富，嗜碱性，核旁有一浅染色区。

4. 肥大细胞（mast cell）

肥大细胞较大，呈圆形或卵圆形，胞核小而圆，多位于中央。胞质内充满异染性颗粒，颗粒易溶于水。电镜下，颗粒大小不一，圆形或卵圆形，表面有单位膜包裹，内部结构常呈多样性，在深染的基质内含螺旋状或网格状晶体，或含细粒状物质。

5. 脂肪细胞（adipocyte）

脂肪细胞常沿血管分布，单个或成群存在。细胞体积大，常呈圆球形或相互挤压成多边形。胞质被一个大脂滴推挤到细胞周缘，包绕脂滴。核被挤压成扁圆形，连同部分胞质呈新月型，位于细胞一侧。在HE标本中，脂滴被溶解，细胞呈空泡状。

6.未分化的间充质细胞（undifferentiated mesenchymal cell）

未分化的间充质细胞是保留在成体结缔组织内的一些较原始的细胞，它们保持着间充质细胞的分化潜能，在炎症与创伤时可增殖分化为成纤维细胞、脂肪细胞。间充质细胞常分布在小血管尤其是毛细血管周围，并能分化为血管壁的平滑肌和内皮细胞。

7.白细胞（white blood cell）

血液内的白细胞，受趋化因子的吸引，常穿出毛细血管和微静脉，游走到疏松结缔组织内，行使其功能，参与免疫应答和炎症反应。皮下疏松结缔组织中巨噬细胞、浆细胞、白细胞的防御功能可能是针灸疗法和浮针疗法等外治方法安全性的重要保证。

古代的针灸医师没有消毒的概念，甚至有口温（进针前将针灸针放置在医师口腔里加温）的技法。但针灸并没有因此而停止发展和运用，一方面是因为致密的皮肤将绝大部分异物阻挡在外，另一方面多因为剩下少许的异物进入皮下，又遭到了巨噬细胞这个人体清道夫为首的细胞群无情的攻击。巨噬细胞、浆细胞、白细胞的防御功能为本身已经安全的浮针疗法又增加了一道保护屏障，使得浮针疗法的使用更加安全。

（二）纤维

1.胶原纤维（collagenous fiber）

胶原纤维数量最多，新鲜时呈白色，有光泽，又名白纤维。HE染色切片中呈嗜酸性，呈浅红色。纤维粗细不等，直径 $0.5 \sim 20\,\mu m$，呈波浪形，并互相交织。胶原纤维由直径 $20 \sim 200nm$ 的胶原原纤维黏合而成。电镜下，胶原纤维表现为明暗交替的周期横纹，横纹周期约64nm，胶原纤维的韧性大，抗拉力强。胶原蛋白主要由成纤维细胞分泌，分泌到细胞外的胶原蛋白再聚合成胶原原纤维，进而集合成胶原纤维。有人测定，胶原纤维具有高效率传输红外光波段的特征。此外，对结缔组织，特别是对胶原蛋白分子结构的研究已相当详细，多数胶原蛋白是由3根 α 螺旋多肽链胶合起来的。从物理学角度来理解，它是一种三维长程有序的结构，应具有液晶态性质。这对于浮针疗法的机制研究非常重要。

2.弹性纤维（elastic fiber）

弹性纤维在疏松结缔组织中略呈黄色，折光性强，富有弹性，一般较胶原纤维细，纤维有分支，排列散乱。其化学成分主要是弹性蛋白（elastin），对牵拉作用有更大的耐受力。皮肤和肌腱的弹性纤维由成纤维细胞产生，而大血管的弹性纤维则由平滑肌细胞产生。

电镜观察弹性纤维包含两种组分：微原纤维和均质状物质。微原纤维是由结构糖蛋白排列组成，它围绕在均质状物质即弹性蛋白的周围。

弹性纤维富有弹性而韧性差，与胶原纤维交织在一起，使疏松结缔组织既有弹性又有韧性，既有利于器官和组织保持形态位置的相对恒定，又具有一定的可变性。

3.网状纤维（reticular fiber）

网状纤维在疏松结缔组织中含量较少，其纤维较细，有分支，彼此交织成网状。用浸银法可将纤维染成黑色，故又称嗜银纤维。

网状纤维多分布在结缔组织与其他组织交界处，如基膜的网板、肾小球周围、毛细血管周围。在造血器官和内分泌腺有较多的网状纤维，并构成它们的支架。

（三）基质

基质是一种由生物大分子构成的无定形的透明胶状物质，具有一定黏性。构成基质的大分子物质包括蛋白多糖和糖蛋白。

1.蛋白多糖（proteoglycan）

蛋白多糖是由蛋白质与大量多糖结合成的大分子复合物，是基质主要成分。其中多糖主要是透明质酸，其次是硫酸软骨素A、硫酸软骨素C、硫酸角质素、硫酸乙酰肝素等。它们都是以含有氨基己糖的双糖为基本单位聚合成的长链化合物，总称为糖胺多糖。由于糖胺多糖分子存在大量阴离子，故能结合大量水。透明质酸（hyaluronic acid）是一种曲折盘绕的长链大分子，由它构成蛋白多糖复合物的主干，其他糖胺多糖则以蛋白质为核心构成蛋白多糖亚单位，后者再通过连接蛋白结合在透明质酸长链分子上。蛋白多糖复合物的立体构型形成有许多微孔隙的分子筛，小于孔隙的水和溶于水的营养物、代谢产物、激素、气体分子等可以通过，便于血液与细胞之间进行物质交换。大于孔隙的大分子物质，如细菌等不能通过，使基质成为限制细菌扩散的防御屏障。溶血性链球菌和癌细胞等能产生透明质酸酶，破坏基质的防御屏障，致使感染和肿瘤浸润扩散。因此，基质对人体也有保护作用。

2.糖蛋白（glycoprotein）

糖蛋白是基质内另一类重要的生物大分子，与蛋白多糖相反，其主要成分是蛋白质。从基质中已经分离出多种糖蛋白，主要的有纤维粘连蛋白、层粘连蛋白和软骨粘连蛋白等。这类基质大分子不仅参与基质分子筛的构成，同时通过它们的连接和介导作用也影响细胞的附着和移动以及参与调节细胞的生长和分化。

3.组织液（tissue fluid）

组织液是从毛细血管动脉端渗入基质内的液体，经毛细血管静脉端和毛细淋巴管回流入血液或淋巴。组织液不断更新，有利于血液与细胞进行物质交换，成为组织和细胞赖以生存的内环境。当组织液的渗出、回流或机体水盐、蛋白质代谢发生障碍时，基质中的组织液含量可增加或减少，导致组织水肿或脱水。

组织水肿或者脱水使得基质的成分比例发生变化，疏松结缔组织的物理性能改变，从而影响疏松结缔组织的功能。因为浮针疗法主要是通过疏松结缔组织起作用，所以局部组织水肿或者脱水都能影响到浮针疗法的效果。这是老年人、津液不足的人浮针效果较差的原因，也是药物性水肿或者局部红肿后浮针疗效大幅降低的原因。

二、致密结缔组织

致密结缔组织（dense connective tissue）是一种以纤维为主要成分的固有结缔组织，纤维粗大，排列致密，以支持和连接为其主要功能。

根据纤维的性质和排列方式，可区分为以下几种类型。

①规则的致密结缔组织主要构成肌腱和腱膜。大量密集的胶原纤维顺着受力的方向平行排列成束，基质和细胞很少，位于纤维之间。细胞成分主要是腱细胞，它是一种形态特殊的成纤维细胞，胞体伸出多个薄翼状突起插入纤维束之间，胞核扁椭圆形，着色深。

②不规则的致密结缔组织见于真皮、硬脑膜、巩膜及许多器官的被膜等。其特点是方向不一的粗大的胶原纤维彼此交织成致密的板层结构，纤维之间含少量基质和成纤维细胞。

③弹性组织是以弹性纤维为主的致密结缔组织。粗大的弹性纤维或平行排列成束，如项韧带和黄韧带，以适应脊柱运动，或编织成膜状，如弹性动

脉中膜，以缓冲血流压力。

机体内还有一些部位的结缔组织纤维细密，细胞种类和数量较多，常称为细密结缔组织，如消化道和呼吸道黏膜的结缔组织。

与疼痛相关的器官肌腱、韧带等都是由致密结缔组织构成，相比肌肉血供量少，一旦损伤，不易恢复，所以民间有"宁治骨折不治筋伤"的说法。

三、脂肪组织

脂肪组织（adipose tissue）主要由大量群集的脂肪细胞构成，被疏松结缔组织分隔成小叶。根据脂肪细胞结构和功能的不同，脂肪组织分为两类。

1.黄色脂肪组织

黄色脂肪组织为通常所说的脂肪组织，其构成细胞内只有一个大的脂滴，称单泡脂肪细胞。黄色脂肪细胞主要分布在皮下、网膜和系膜等处，是体内最大的贮能库，还具有维持体温、缓冲、保护和填充的作用。

2.棕色脂肪组织

棕色脂肪组织特点是组织中有丰富的毛细血管，脂肪细胞较少，细胞质内散在许多大小不一的脂滴，线粒体大而丰富，细胞核圆，称为多泡脂肪细胞。棕色脂肪细胞主要功能是产生大量的热。

四、网状组织

网状组织与浮针疗法的关系不很密切，这里只做简要论述。网状组织是造血器官和淋巴器官的基本组织成分，由网状细胞、网状纤维和基质构成。网状细胞是由突起的星状细胞相邻细胞的突起相互连接成网。胞核较大，圆或卵圆形，着色浅，常可见1～2个核仁。其胞质较多，粗面内质网较发达。网状细胞产生网状纤维，网状纤维分支交错连接成网，并可深陷于网状细胞的胞体和突起内，成为网状细胞依附的支架。

第二节　皮下层

皮下层（hypodermis）是脊椎动物中紧接真皮的层次，人们习惯上称为皮下组织（subcutaneous tissue）。

皮下组织并非单一组织，主要由疏松结缔组织和脂肪组织构成（图3-5），因此称为皮下组织并不很合适，但不管国内还是国外，这种叫法已经约定俗成。

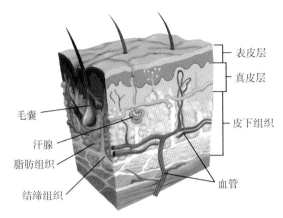

表皮层

真皮层

毛囊

汗腺

脂肪组织

结缔组织

皮下组织

血管

图3-5　皮下层

本书中的皮下组织即是皮下层。皮下组织居于真皮下，将皮肤与深部的组织连接一起，并使皮肤能够在一定范围内进行移动或者牵拉。疏松结缔组织的纤维束交错成网状结构，网状结构内含脂肪组织，只有少数器官如眼皮、阴囊、阴茎、乳头和乳晕等处没有脂肪组织。

除了疏松结缔组织和脂肪组织，皮下组织内还有小血管、小淋巴管、毛囊根、腺体、细小神经支，在关节附近的皮下组织中还可见滑囊。皮下组织中的神经末梢极少，远不如真皮中的神经末梢那么多。由于神经末梢很少，针刺这个层次基本没有疼痛感。在临床上，浮针在运针、扫散的过程中，患者常常一点痛感也没有。不过，少数情况下，患者还是存在刺痛感，这是因为皮下层内有小血管和淋巴管等，而这些血管和淋巴管上有神经末梢，当针刺时碰到血管和淋巴管，患者便会产生刺痛感，这时也容易出血。此外，因为有细小神经支通过，针刺碰伤神经支，患者也会出现局部或者临近部位麻木的现象。

皮下层中储存着大量的脂肪组织。皮下脂肪组织与贮藏于腹腔的内脏脂肪组织和存于骨髓的黄色脂肪组织，共同组成了人体的脂肪组织。因为皮下层中脂肪组织和疏松结缔组织混杂在一起，因此可以不严格地说，皮下层就是脂肪层。脂肪组织是一种"惰性"组织，没有对周边环境刺激迅速应答的能力，因此没有治疗作用。如果皮下层脂肪组织过多，疏松结缔组织相对稀少，就会影响到疏松结缔组织对外来刺激反应的能力，这也是肥胖患者浮针治疗疗效差的原因。

第三节　皮下层和肌层的关系

皮下层通过皮下疏松结缔组织与肌肉层紧密相连。疏松结缔组织不但包绕全身肌肉的表面，形成肌肉的外膜，还深入到肌肉内部形成肌束膜和肌内膜。各个肌肉分界处的肌间隔筋膜也是由疏松结缔组织构成，是皮下组织的延续，肌间隔筋膜也会深入到四肢深层包绕神经血管束（图3-6）。

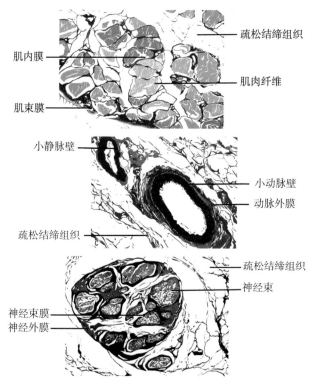

图3-6　疏松结缔组织与肌肉、小血管、外周神经的关系

通过本章的学习，我们知道浮针治疗、针灸治疗，甚至大部分外治法的主要靶组织在疏松结缔组织。以往的生理学教材都说疏松结缔组织具有支持、连接、防御、保护营养和修复等功能，但都没有提到它的生理活性功能。其实，疏松结缔组织原始的生理功能，能够促进其他组织，尤其是肌肉组织的修复。

肌肉是人体运动的主要器官，是唯一提供动力的组织，也是人体体积最

浮针医学之再灌注活动

大的器官，但却往往得不到足够的重视。就像空气一样，当我们习以为常时就感觉不到其存在；而当身处于高原空气稀薄时，才能感觉到空气存在的重要性。肌肉也是如此，只有出现问题时，人体才会感觉到肌肉的重要性。并且肌肉很容易因为劳累、损伤出现问题成为患肌。患肌会导致诸多临床症状，例如患肌会导致疼痛、肌力下降、功能受限；患肌影响到动脉、静脉、神经，则会出现怕冷、肿胀、麻木等；患肌也会导致不少内科妇科杂病，或者说和不少内科妇科杂病相关，如久咳、胸闷、心慌、气短、腹痛腹胀、消化不良、反酸、烧心、便秘、腹泻、漏尿、输尿管结石绞痛、痛经、月经不调等。

肌肉出现病理性改变非常常见，只是这些病理性改变往往用我们现有常规的非侵入性理化检查方法无法检查出来。即医师无法用B超、X线、CT、磁共振、血液化验等方法检查出肌肉的功能性病变，目前这些病变只能由训练过的人触摸感受出来，但这种感受无法通过数据和图片等方式直观地展现出来。因此，没有受过训练或没有仔细触摸过患肌的人往往对触摸检查忽视，这种忽视直接导致医师对肌肉功能性病症的无知。

从图3-7我们可以看出肌肉与动脉、静脉、神经的关系，动脉和静脉为肌肉带来新鲜高能的动脉血，带走充满代谢废物的静脉血。肌肉的收缩舒张为血、液循环提供新的动力，有利于血液循环，所以肌肉又称为"第二心脏"。患肌的出现可以影响到从内部或者旁边穿过的动脉、静脉、神经，从而使患者出现怕冷，水肿和麻木等症状。

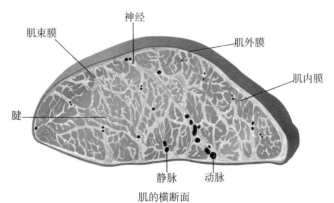

图3-7 肌肉和内部穿过的动脉、静脉、神经

肌肉的修复依赖良好的血供。肌肉的血液供应系统就像灌溉良田的河流，河床淤堵，流量减少，影响灌溉；河流污染，同样影响灌溉效果。供应肌肉血液的流量和质量，都会影响肌肉的修复。影响血液流量的主要原因为患肌的挛缩，患肌挤压穿行于其中或旁边的动脉，使血液流量减少。

对于质量不佳的血液，我们采用专用名词"血环境不良"对这种情况进行定义，如贫血、急慢性炎症、高血糖、高尿酸血症等都可以引起血液质量不佳。浮针治疗只能改善血液的流量，对于改善血环境不良疗效不佳。因此，血环境不良是浮针治疗部分临床疾病难以取得良好效果的原因之一。

疏松结缔组织像网格一样包裹着各级肌肉组织，交通表里，环环相扣，紧密相连，这是浮针"刺浅而治深"的原因。刺得很浅，治得很深。浮针的这个特点一开始让人困惑，难以理解，因为人们习惯于哪里有病变，就把药物送到哪里，或者用手术刀切除哪里。产生这个困惑的原因是人们对疏松结缔组织和肌肉之间的关系不清晰。很多人认为浮针只能解决浅层肌肉的问题，对深层肌肉的问题很难解决。其实浮针的效果与肌肉浅深关系不大，因为所有的肌肉都与皮下疏松结缔组织紧密相连。

根据皮下层和肌层的关系，浮针治疗即是通过在皮下层扫散时的大幅度牵拉疏松结缔组织（图3-8），解除肌肉的挛缩和缺血状态，改善肌肉功能，消除临床症状。皮下层和肌层之间的关系在一定程度上，可以理解为植物和土壤之间的关系。植物若要长得好，土壤松动是前提，如果土壤僵板干结，植物一定长不好，这与皮下层和肌层之间，道理是相通的。

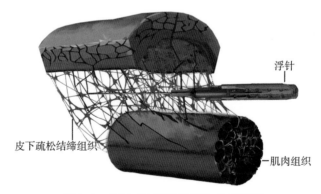

浮针

皮下疏松结缔组织

肌肉组织

图3-8　浮针"刺浅而治深"的示意图

农民耕田、园丁松土，没有给庄稼、植物添加任何的物质，却使得庄稼、植物茂盛起来。浮针疗法也一样，我们没有给肌肉添加任何的物质，却使肌肉的功能性病痛得以康复。

简单通俗地说，浮针的作用机制是：扫散就是耕田，浮针扫散犹若松土。现在很多治疗方法的主导思想都是哪里有问题，就针刺哪里，传统针灸、针刀、干针、局部封闭、痛点注射等中外很多非药物方法都类似，这种哪里有病痛就对这个地方进行针刺的思路都是一脉相承的，但这样的思路似乎出现了问题：既然那里已经出问题了，变坏了，为何再进一步针刺（破坏）那里？实际上，浮针医学认为这些方法可能也是起到耕田松土的作用，只是我们医学界对此认识不足。

第四节　肌肉组织

肌肉是人体巨大的器官，仅次于皮肤，在浮针医学的理论体系中肌肉也是一个非常重要的组织，因为肌肉组织的功能病理性变化是浮针适应证的病理学基础。

肌肉细胞包含肌动蛋白丝和肌球蛋白丝，它们之间的相互滑动形成肌肉的收缩和舒张运动，使肌肉长度和形态也随之发生变化。肌肉产生的力量叫肌力，能够保持或改变躯体姿势、运动。人体内部器官的活动如心脏收缩、胃肠道蠕动、血压的维持同样也需要依赖肌肉。

一、肌肉解剖

肌肉的解剖包括大体解剖和显微解剖。大体解剖主要研究肌肉起始、走向、功能等问题，显微解剖主要观察单一肌肉的结构。

（一）肌肉组织分型

人体肌肉组织按其显微结构不同分为三种类型（图3-9）。

三种肌肉中，骨骼肌最多。成年男性骨骼肌占体重的42%，成年女性骨骼肌占体重的36%。骨骼肌通过肌腱或腱膜附着于骨骼，从而控制骨骼和关节的运动，产生躯体活动或维持身体姿势。虽然姿势控制是一种无意识的反射，但肌肉反应却受意识控制，尤其是与控制姿势无关的肌肉。

心肌不受意识控制，仅仅存在于心脏。结构上类似骨骼肌，都有横纹，两个横纹间有肌节，肌节有规律地控制肌束收缩。

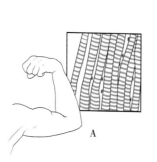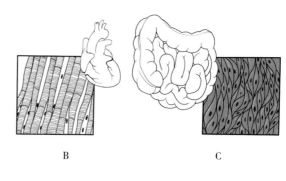

图3-9 三种肌肉组织

A. 骨骼肌；B. 心肌；C. 平滑肌

平滑肌也不受意识控制，存在于一些内脏器官中，比如食管、胃、肠、支气管、子宫、尿道、膀胱、血管壁和皮肤的竖毛肌。平滑肌细胞的肌原纤维中不含肌节，因此平滑肌中不含横纹。

横纹肌（骨骼肌和心肌）的收缩和放松以一种爆发的形式进行，而平滑肌能够持续较长时间甚至近乎永久的收缩。

（二）肌肉组织的形成

肌肉组织起源于轴旁中胚层。轴旁中胚层沿体节长度划分，相当于人体的分段（在脊柱上表现得最明显）。每个体节有3部分，分别是骨节（形成了脊柱）、皮区（形成了皮肤）、肌节（形成了肌肉）。肌节被分成两部分，即中胚层的上段和下段，分别形成肌肉的轴上肌和轴下肌。人体的轴上肌只有竖脊肌和椎间肌，它们受脊神经的背侧支支配。其他肌肉都受脊神经的腹侧支支配。

在发育过程中，成肌细胞（肌肉祖细胞）要么留在体节形成脊柱周边的肌肉，要么迁移到身体其他部位形成相关的其他肌肉。成肌细胞的迁移，发生在结缔组织框架形成之前，结缔组织框架一般形成于中胚层的躯体侧边。成肌细胞随着化学信号迁移到合适的位置，在那里它们融合成细长的骨骼肌细胞。

（三）肌肉显微解剖

骨骼肌有肌外膜、肌束膜、肌内膜（图3-10）。

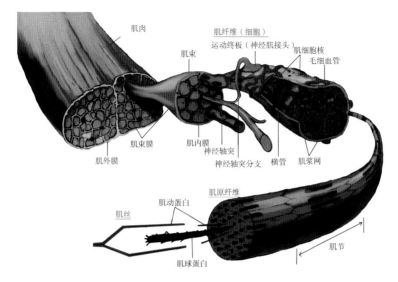

图3-10　骨骼肌结构

　　肌外膜覆盖在整个肌肉的外层，以保护肌肉，避免与其他肌肉和骨骼的直接摩擦。骨骼肌含有大量肌束，可多达100个肌束。每个肌束由肌束膜覆盖。肌束膜是神经和肌肉内血管的通路。每个肌细胞被包裹在肌内膜中。

　　因此，肌肉是由成束的纤维形成的，纤维聚合在一起形成肌肉。每一个肌束中，肌束膜又包裹着肌束，这些膜支持肌肉的相关功能，即抵抗被动拉伸和分布外力到肌肉。肌梭分散贯穿在整个肌肉中，肌梭将感官收集的信息传递到中枢神经系统。从另一个角度而言，肌肉的整体结构类似于神经组织：神经使用神经外膜、神经束膜和神经内膜划分出各个结构层次。

　　骨骼肌肉由相似的肌束组成，肌束由肌原纤维组成，肌原纤维是蛋白质纤维束。肌原纤维不应该与肌纤维相混淆，肌纤维可以说是肌细胞另一个简单的名字。肌原纤维由各种各样的蛋白丝构成的复合体组成，蛋白丝由多个肌节构成。肌节的细丝由肌动蛋白和肌球蛋白构成。虽然心肌也包含肌节，但是心肌纤维通常分枝形成网络，通过闰盘相互连接。

（四）肌肉大体解剖

　　肌肉的大体解剖很重要。肌肉的两端，可直接或间接经肌腱或腱膜，附着在韧带、骨膜或软骨膜上，也可间接附着在皮肤上。不同部位的肌肉形状也不尽相同，位于躯干的肌肉大都扁平宽阔；在四肢表层的肌肉多为长形；而其深层则为阔形。肌肉的形状与肌纤维的排列有关。

大部分的肌肉外形不外乎下列四种基本形状，即梭形、三角形、菱形和羽形。

① 梭形肌肉，如肱桡肌的纤维为平行走向（图3-11A），能够提供大范围的动作。

② 三角形肌肉，如臀中肌拥有大面积的近端附着处及汇合成小面积的远端附着处（图3-11B），大面积的近端附着为产生力量提供了一个良好稳定的基础。

③ 菱形肌肉，如大菱形肌或者臀大肌都拥有大面积的近端、远端附着处（图3-11C），根据肌肉的横截面积大小，大面积的附着处很适合稳定关节或提供大的力量。

④ 羽状肌肉状如羽毛，肌肉纤维的走向与位于中央的肌腱形成一个斜角（图3-11D），肌肉纤维的斜角走向可让肌肉力量的潜能达到最大。比起类似尺寸的梭形肌，一条羽状肌有更多的肌肉纤维。

然而因为肌肉纤维的走向为斜向，实际上的活动度会受到限制。拥有羽状结构的肌肉如股直肌，通常可产生强大的力量来支撑或是启动身体前进。

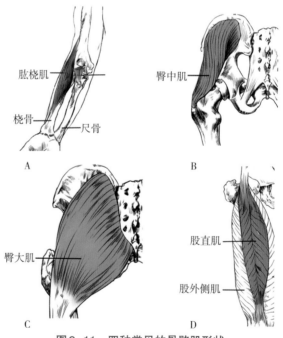

图3-11 四种常见的骨骼肌形状
A.梭形；B.三角形；C.菱形；D.羽状

（五）肌肉系统

肌肉系统由人体所有的肌肉构成，人体约有650块骨骼肌，但确切数字很难定义。肌肉系统是肌肉骨骼系统中的一个组成部分，包括肌肉、骨骼、关节及其他参与运动的结构。

二、肌肉生理

肌肉的三种类型（骨骼肌、心肌、平滑肌）明显不同。然而，这三种类型都是从肌动蛋白与肌球蛋白方向相反的运动中产生收缩。骨骼肌中，由运动神经转化的电脉冲引起肌肉收缩，心肌和平滑肌的收缩是由内在的起搏细胞兴奋引起的，起搏细胞规律的收缩，并且传导收缩力到它们接触的其他细胞。此外，对于骨骼肌而言，其收缩都由神经介质乙酰胆碱为中介介导。

（一）肌肉的属性

肌肉的作用方向是由肌肉的附着点决定的。肌肉的横截面面积决定力量的大小（与体积和长度无关），而横截面积的大小又是由肌节（图3-12）的数目决定，肌节是肌肉的基本组成单位，肌节发挥作用时是相平行的，施加到外部环境中的力是通过杠杆力学来实现的。

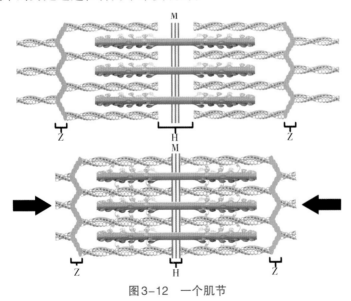

图3-12 一个肌节

所有肌肉具有以下属性：① 电阻：肌肉能产生电活动。② 放松：肌肉收缩后可以恢复到静息状态。③ 反射：当肌肉受到刺激时，肌肉会做出反应。④ 延展性：在肌肉的生理范围内，对肌肉施加外力拉伸肌肉时，不会造成肌肉的损伤。⑤ 弹性：被动拉伸肌肉时，肌肉会抵抗，最后会回到原来的状态。

（二）能量消耗

众所周知，肌肉收缩的特征在于产生力和运动，肌肉在产生力和运动时，即肌肉在新陈代谢过程中，能够产生热量。热量是通过水解三磷酸腺苷（ATP）形成的。肌肉生理学家常常提及肌肉产热是机械功和热量两部分的总和。肌肉活动占人体能量消耗的大部分。所有的肌肉细胞产生的ATP分子，在肌球蛋白运动时可以被消耗。此外，肌肉以磷酸肌酸的形式短暂的储存能量，当有磷酸激酶存在时可以再生成ATP，为肌肉活动提供能量。同时，肌肉还以糖原的形式储存葡萄糖，持续强有力的收缩，需要消耗大量能量，糖原可迅速转化成葡萄糖，为肌肉供能。当肌肉剧烈运动进行无氧代谢时，骨骼肌中的葡萄糖分子在糖酵解过程中可以产生两分子的ATP，以及两分子的乳酸为机体提供能量。至于有氧能量代谢系统，则需要更长的时间生成ATP，即需要通过比较复杂的生化步骤，才能比无氧糖酵解产生更多的ATP。肌肉细胞也含有脂肪酸，在有氧运动中脂肪酸可以为机体提供能量。

心肌能够在有氧代谢中消耗三大营养元素（蛋白质、糖类、脂肪），并且其与肝脏和红细胞也会消耗骨骼肌在运动过程中产生和排泄的乳酸。在休息时，骨骼肌每天消耗能量 130kcal/kg。

（三）神经控制

1.传出神经

传出神经系统负责把中枢命令传达到肌肉和腺体，掌控随意运动。神经支配肌肉所需要的反应来自大脑的自主和非自主信号。因此肌肉的活动基本上反映的是神经刺激。不过，指挥肌肉活动的信号并不都来自大脑。有些情况下，信号不会通过传入纤维传导到大脑，产生的反射运动直接通过脊髓的传出神经指挥肌肉活动，如腱反射。

2.传入神经

传入神经末梢收集管辖区域的感觉信号，通过传入神经把这些信号传递到大脑。在肌肉中，肌梭负责收集肌肉长度的信息，以协助维持姿势和关节位置。我们能够在不同状态下，感受到身体空间位置的能力叫本体感觉，这与运动系统中的感受器和传入神经密切相关。

三、肌力强弱

肌肉产生力量的强度是三个因素重叠的结果：① 生理强度（肌肉大小、横截面面积、对训练的反应）。② 神经系统的强度（肌肉对于神经冲动的反应）。③ 机械强度（根据机械力学原理，运动系统各部分之间产生的效力）。

在等距和最佳长度时，脊椎动物每平方厘米的肌肉横截面上，通常会产生约 $25 \sim 33N$ 的力。一些无脊椎动物的肌肉，如螃蟹的爪子，比脊椎动物有更长的肌节，因此肌动蛋白和肌球蛋白有更多的结合点，以较慢的速度便可以产生较大的力。

任何肌肉的力量，与施加在骨骼的力、肌肉的长度、缩短的速度、横截面面积、肌肉形状、肌节长度、肌球蛋白亚型等众多因素密切相关。而肌肉力量的显著减少表明可能存在潜在的病理变化。

对临床诊疗而言，患者大多时候会告诉我们生病前后或者治疗前后的力量对比，其中机械强度在再灌注活动中常常被用到。临床实施再灌注活动时中我们可以通过调整力臂、角度等因素，在取得治疗效果的同时，使治疗医师更省力。

由于生理强度、神经系统的强度和机械强度这三个因素同时影响肌力，并且肌肉从不单独工作，比较个别肌肉的力量和"最强"的状态是一种误区。但下面几种肌肉的力量的分析还是值得注意：

① 如果肌肉"力量"通常指的是在一个外部物体上施加一个力的能力。根据这一定义，咬肌和颚肌的力量是最强的。咬肌本身没什么特别，它的优势在与比其他肌肉的力臂短得多。

② 如果"力量"是指肌肉本身所产生的力，那么最强的肌肉具有最大的横截面面积。这是因为一个单独的骨骼肌纤维所产生的张力不太大，每个肌纤维大约产生 $0.3N$ 的力。而肌肉的横截面越大，则所包括的肌纤维越多，肌肉所产生的力量也越大。因此根据这一定义，人体最强的肌肉通常为股四头肌或臀大肌。

③ 在横截面面积相同的肌肉，短肌肉比长肌肉能够产生更大的力。根据这一原理，女性体内子宫的肌层可能是最强的肌肉。在分娩过程中，子宫每次收缩能够产生 $100 \sim 400N$ 的力。此外，眼外肌也是肌力比较强大的肌肉，但是眼球体积和重量较小，常常使人忽视了其肌力的大小。

四、肌肉的生长状态

（一）运动对肌肉状态的影响

运动经常被认为是提高运动技能、健身、增强肌肉和骨骼强度的方法。确实，运动对肌肉、结缔组织、骨骼和神经有多方面的影响，能够促进肌肉增大。运动的这种特征在健身的人身上效果很明显。

运动大体分为有氧运动和无氧运动。

有氧运动是长时间低强度的运动，如慢跑。有氧运动主要依赖于有氧能量输送系统，使用 I 型肌（或慢肌）纤维，消耗大量的氧气与脂肪，蛋白质及碳水化合物，并产生少量的乳酸。

无氧运动是短时间的高强度的运动，如短跑和举重。无氧运动主要依赖厌氧能量输送系统，采用 II 型（或快肌）纤维，依赖 ATP 或葡萄糖提供的能量，消耗相对较少的氧、蛋白质和脂肪，产生大量的乳酸，不能长期维持肌肉的运动。

许多运动是有氧运动和无氧运动的结合，例如足球和攀岩。剧烈运动使得局部乳酸堆积，乳酸的存在对肌肉内 ATP 的生成有抑制作用，虽然不会引起肌肉的疲劳，但是如果细胞内乳酸浓度太高，可能会抑制或使 ATP 的生成停止。此外，剧烈运动还可以导致肌肉中钾离子流失。

对于剧烈运动造成的迟发性肌痛，该病痛一般在运动之后的 2～3 天出现。有人曾经认为这种肌痛是由乳酸堆积引起的，但鉴于乳酸分散相当迅速，这似乎无法解释运动之后引起的疼痛。最近有一个理论认为，该病症是由离心收缩或不习惯的训练强度引起肌肉纤维的微小撕裂造成的。

最后，长期训练肌肉可促使肌肉内形成新生血管，增加肌肉新陈代谢的能力。

（二）肌肉的增大

肌肉生长受很多因素影响，包括激素信号传导、发育因素、训练强度、疾病等。这里需要指出的是，运动不会增加肌肉纤维的数量，肌肉增大是通过肌肉细胞生长实现的。此外，现有的肌细胞旁边存在未分化的卫星细胞，未分化的卫星细胞增加，与新的蛋白丝结合起来，从而使得肌肉增大。

年龄和激素水平等生物学因素可影响肌肉增大。青春期男性，肌肉增大是加速的，因为体内生长激素增加的速度较快，至青春期之后停止生长。由于睾丸激素是人体的主要生长激素之一，因此男性比女性更容易使肌肉增大，获取额外的睾酮或其他合成的代谢类固醇也会使肌肉增大。

（三）肌肉的萎缩

在肌肉的生长发育过程中不能长期收缩，或者频繁收缩，也不能长期舒张。交替的收缩和舒张最有利于肌肉的生长和代谢。

哺乳动物在不活动和饥饿时会导致骨骼肌萎缩，肌肉质量的降低可能伴随肌肉细胞的数量和大小以及蛋白质含量的降低。此外，肌肉萎缩也可能是自然老化的过程或是疾病造成的结果。

长期卧床休息或宇航员在太空中飞行都会导致肌肉萎缩，太空飞行时会出现失重现象，能够使一些肌肉的重量减轻30%。小的冬眠哺乳动物身上也存在这种现象，比如金毛松鼠和蝙蝠。

中老年人随着年龄增长，维持骨骼肌功能和质量的能力逐渐下降。肌肉这种功能和质量不断下降的情况被称为肌肉减少症（sarcopenia）。衰老的过程中，肌肉减少是正常的现象，并不是一种疾病状态，它与老年人的伤痛以及生活质量下降有关。目前关于肌肉减少症的确切病因还未知，可能与结合"卫星细胞"的能力下降有关，卫星细胞可以帮助骨骼肌纤维的再生和分泌生长因子，这些生长因子在维持肌肉质量和卫星细胞存活中有着重要的意义。

很多疾病可以造成肌肉萎缩，比如癌症和艾滋病，这些疾病常伴人体消瘦综合征即恶病质。对于其他病症，如充血性心脏病和一些肝脏疾病也可能引起骨骼肌萎缩。

此外，对于一些慢性疼痛患者常常会出现相关肌肉萎缩的现象，这时患者常常很焦急，反复咨询是否可以好转。在浮针疗法的临床观察中，我们发现只要把患肌解除，疼痛便会停止，萎缩的肌肉常常能自然恢复，一般不需要特别处理。

五、肌肉与其他相关器官的关系

（一）肌肉与血管

肌肉的代谢旺盛，血供丰富。每块肌肉都有自己的供应血管，血管束多与神经伴行，沿肌间隔、肌束膜间隙走行，分支进入肌门，经层层分支，最后在肌内膜形成包绕肌纤维的毛细血管网，然后由毛细血管网汇入微静脉和小静脉离开肌门。根据分配肌肉血管的多少、主次，可将肌肉的供血类型分为四种类型：

第一种为单支动脉营养型，动脉从肌的近端入肌，如腓肠肌，阔筋膜张肌。

第二种为主要动脉、次要动脉营养型，主要动脉从肌的近端入肌，次要动脉可为一支或多支，分布于肌的内侧端，如胸大肌、背阔肌。

第三种为两支动脉营养型，动脉从肌的两端入肌，如腹直肌、股直肌。

第四种为无主要动脉营养型，均为一些小的动脉，呈节段性分布于肌肉，如缝匠肌、趾长伸肌。

供应肌腱的血管较少，一般来自肌腹，但较长的肌腱可中段或附着端有血管进入。

（二）肌肉与神经

骨骼肌为随意肌，每块肌肉均接受一条或多条神经支配。在多数情况下，每块肌肉的神经多与主要的血管束伴行，形成神经血管束，在肌门附近入肌，进入每块肌肉的位置是恒定的。

神经进入肌肉的部位取决于该肌的肌纤维排列和长度，主要有两种形式，一种与肌纤维平行，如梭形肌；另一种与肌纤维垂直，如阔肌。一旦神经进入肌肉，随即以肌内神经分支形式弥散和辐射状分布于肌肉内。

分布于肌的神经是混合性神经，它包含有躯体运动纤维、躯体感觉纤维和交感纤维。

在躯体运动纤维中，一种是较粗的 α 纤维，它由脊髓前角的 α 细胞发出，分布于梭外肌纤维的运动终板；另一种是较细的 γ 纤维，来自脊髓前角的 γ 细胞，分布于梭内肌纤维的运动终板。当中枢神经的运动冲动通过 α 纤维到达运动终板时，大量肌纤维收缩引起肌腹缩短，产生运动；而 γ 纤维则使部分肌纤维收缩产生肌张力。

肌的躯体感觉纤维除了向中枢神经传导痛觉和温度觉外，尤为重要的是将肌梭产生的有关收缩状态的神经冲动传导至中枢神经，以维持肌张力和协调随意运动。

肌的交感纤维主要分布于肌的血管平滑肌，通过控制血管平滑肌的舒缩状态调节肌的血流量。

骨骼肌的收缩受运动纤维的支配。一个运动神经元轴突支配的骨骼肌肌纤维数目多少不等，少者1~2条，多者上千条，而每条骨骼肌肌纤维通常只有一个轴突支配。一个运动神经元的轴突及其分支所支配的全部骨骼肌纤维合起来称为一个运动单位。

第四章　再灌注活动的病理学基础

浮针医学有两大核心理论体系，一个与疏松结缔组织相关，另一个与肌肉组织相关。肌肉组织是人体四大基本组织类型（上皮组织、肌肉组织、结缔组织、神经组织）之一。肌肉是人体运动的主要器官，是唯一提供动力的组织，但这个人体体积最大的器官往往得不到足够的重视。而肌肉组织的病变恰恰是浮针医学、也是再灌注活动的病理学基础。

这里讲的肌肉组织的病变并不是肌肉组织器质性改变，而是功能性改变。因为浮针疗法适应证的主要病理基础是肌肉发生了功能性改变，并没有明显的可以从影像学显示出来的器质性变化。因此，浮针医学提出了"功能性病理学"的概念，而患肌就是对出现功能性病变的肌肉的简称。患肌目前被认为是浮针发挥作用的唯一靶点，不论是浮针的扫散，还是再灌注活动，针对的对象都是患肌。

第一节　"患肌"概念的诞生

2014年12月12日，对于浮针医学来说，是一个值得纪念的日子。这一天是我们"患肌"诞生的日子。现在回想起来，患肌概念的确立确实对浮针医学的发展有至关重要的作用，是浮针发展的助推器。

我们有必要记住这段历史。

那个阶段，符老师在浮针治疗时突然提出，以我们现在的浮针治疗现状，我们治疗的目标用myofascail trigger point（MTrP，简称P点）去定义有点不合时宜，有没有更合适的名字？大家集思广益想一想（看似突然提出，其实已经考虑很长时间了）。

于是大家就七嘴八舌的议论开了，有的说"病肌"不错，生病的肌肉；有的说"受累肌"挺好，这块儿肌肉太劳累了；有的说"P肌"也行，存在P

点的肌肉……

符老师后来想出一词，叫患肌。再征求大家意见。我们都觉得不错，很贴切。然后又在浮针世界QQ群征求了大家的意见，大家感觉非常不错。于是我们浮针人唯一的敌人——"患肌"就诞生了。

现在这个时尚贴切的名字，叫起来朗朗上口，越来越深入浮针人的心。

有很多人会提出质疑，以前运用的肌筋膜激痛点（myofascial trigger point，MTrP）理论不是挺好吗？怎么又提出"患肌"这个名字呢，是不是故弄玄虚，换汤不换药呢？

符老师对这个问题有较为清晰的论述：

①Myofacial（肌筋膜）这个词用得太宽泛，myo-是肌肉的意思，fascia是肌腱或韧带、骨膜等意思。临床中，我们发现，绝大多数的病理性紧张部位都在肌肉，而不在其他部位，肌腱或者髂胫束等出现的病理性紧张都同时伴随相关联肌肉的病理性紧张。因为只有肌肉才有收缩功能，肌腱等没有收缩功能，其紧张是因为肌肉的病理性紧张所引发。

②Trigger（激发，扳机）一词在浮针临床上没有意义，只是在实验中才能反应出"激发"的特征，对于临床医生，该词不"接地气"。

③Point是"点"的意思。实际上，在临床，手下没有出现"点"的感觉，往往是片状、带状、圆状等等，没有发现过点状的。

④患肌明确了病理学载体，明确了肌肉在其中的作用，使得医生们从找"点（point）"转向找功能性病理改变的"肌肉"或者"肌肉"中的不正常部分。

在《浮针医学纲要》中患肌的定义是"在运动中枢正常情况下，目标肌肉的全部或一部分处于紧张状态的肌肉"。MTrP是患肌形成的原因。因此，也可以简单定义患肌：MTrP所在的肌肉。患肌的英文译文，符老师最早翻译为pathological tight muscle，后来改为 tightened muscle。

患肌概念的确立对浮针医学的发展起到了至关重要的作用。首先，患肌理论开宗明义地指明了浮针医学对于疼痛机理的认知理论——能量危机学说。以往对于疼痛本质的研究，更多的着眼于神经、骨骼或无菌性炎症，而大量实践证明：肌肉为患才是最重要的原因。其次，浮针操作的进针、扫散、再灌注，需要相应的理论指导，而老的MTrP理论显然捉襟见肘；患肌理论跳出"点"的认识，跳出含混，进入"面"的认识，直击本质，解释了上述操作的作用机理，完美匹配。

最后，因为有了患肌理论，使得浮针视野进一步扩大，在肌肉功能解剖指导下的再灌注活动、第一现场和第二现场理论，临床疾病的肌肉前、肌肉中、肌肉后的三分类法等一系列理论相继有机融入，使得浮针理论体系以患肌为核心，不断揭示病证共性，给临床医学思维赋予了更多的整体观，加快了浮针医学的诞生。

患肌概念的诞生和临床应用，不仅确立了浮针医学扫散和再灌注活动治疗的靶点，也确立了浮针治疗的适应证范围，更确立了浮针医学对于疾病病理的深入认识，使得浮针疗法得以升华，对浮针医学的发展起着至关重要的作用，是浮针医学发展的一个里程碑式的创举。现在简直很难想象，没有患肌这个理论，我们的理论和临床如何发展。

第二节 "患肌"的特点和临床表现

经过近些年的临床观察和研究总结，我们现在越来越认识到查找患肌或者寻找出患肌中紧张部位的边界是浮针疗法的一个核心环节。患肌是临床慢性病痛的主要原因，浮针疗法和其他外治疗法能够影响机体的主要环节也是对患肌的治疗。当然，浮针疗法也能治疗麻木、耳鸣、失眠、多汗、怕冷等病症，但所有能够治好的病症都是患肌引起，如果不是患肌引起的疾病就不容易治疗。也就是说，这些麻木、耳鸣、失眠、多汗、怕冷并不是浮针直接针对的病症，而是浮针治疗患肌后的附带作用。

一、患肌的临床特点

患肌具有两大临床特点。

特点一：运动中枢功能正常的患者，相关肌肉放松情况下，医师触摸该肌肉时，医师指腹有"紧、僵、硬、滑"的感觉，患者局部常有酸胀不适感。

特点二：该肌肉的相关活动范围减小，偶尔还有乏力现象。

特点一是每个患肌都具备的，是确定患肌的主要标准。无论何种活动范围的肌肉都能被触摸到，只是需要初学者用心去练习，用脑去体会。

特点二常常被用于关节肌肉的评估，在活动范围大的肌肉上表现得明显，活动范围不大的肌肉常常难以评估。活动评估较为容易掌握，有客观化指标，常常被康复科、运动医学科等科室使用。

这两个患肌的特点，我们在临床可以结合使用。特点二可以说是宏观大体判断，可以量化，较为客观。问诊时使用特点二，触诊时利用特点一。因为特点二只有在活动范围大的肌肉上才能显示出来，鉴于临床慢性病的运动评估有时难以进行，所以请大家一定要依靠、利用特点一，加强触摸功夫的练习。

二、患肌的临床表现

患肌引起的症状分为五大类，分别为患肌直接、间接或者由肌性内脏引起的病症。

（一）由患肌直接引起的

1.疼痛

患肌直接引起的疼痛多半表现为酸痛、胀痛、牵拉痛、冷痛、麻痛、绞痛、酸胀痛、酸麻痛、坠痛、下坠痛、坠胀痛、抽痛、审痛、搏动样痛等，很多还会表现为压紧感、束带样、持续性疼痛。疼痛的程度和范围经常随着休息的多寡、情绪的好坏而上下波动，一般不会表现为灼痛、刀割样痛。这些疼痛如果出现在关节周围，其程度往往遇到阴雨天加重。

有时患者表达为局部"麻木"。不要听到麻木就以为真的是麻木，有时患者所说的麻木仅仅是酸痛、胀痛的另一种说法。真正的麻木很少出现在肌肉部位，所以医生要注意鉴别出现在肌肉部位的"麻木"。

2.功能障碍

功能障碍主要体现在患肌协同运动丧失、向心收缩和离心收缩的能力下降，临床表现为关节活动范围减少，左右机体活动不协调、不对称。

3.乏力

乏力主要因为患肌功能减弱、工作耐力减退，患者主诉无力、乏力、疲劳、畏惧劳动、容易感冒等等。

（二）由患肌影响其内部或邻近的神经、动脉、静脉而引起的

1.神经相关

患肌影响神经主要表现为麻木。此类麻木常常出现在患肌的下游（本书中的下游指的是患肌的远心端），在麻木范围内的麻木程度基本一致，没有渐进性的变化，这是临床中最常出现的一类麻木，常常被误以为是由于相关的神经根在颈椎或者腰椎受到压迫造成。

2.动脉相关

患肌影响动脉主要表现为患肌的下游畏寒、怕冷、触摸时感觉体温较其他部位下降，有时表现为感觉一个上肢或者下肢都冰冷异常。

3.静脉相关

患肌影响静脉多表现为患肌下游水肿、肿胀、皮肤变暗。

（三）肌性内脏病变与其相邻骨骼肌的病理性紧张同时发作

骨骼肌的患肌与肌性内脏病变常常伴发，这两者究竟是什么关系？是前者影响到后者，还是后者影响到前者，我们至今不是很明白。但可以确定的是，两者常有很密切的联系，因此两者常常同时出现，治疗后又同时消失。这些临床表现纷繁复杂，其主要相关受累肌肉和症状如下：

① 呼吸系统平滑肌：干咳、久咳、哮喘、呼吸不畅等。

② 心肌：胸闷、心慌、憋气、胸痛等。

③ 胃肠平滑肌：胃痛、胃胀、食欲不振、消瘦、习惯性便秘、慢性腹泻等。

④ 泌尿系统平滑肌：尿频、尿急、尿不尽、输尿管结石、漏尿等。

⑤ 生殖系统平滑肌：女性痛经、月经异常、出现血块等，男性阳痿不举等。

（四）关于情绪与睡眠

情绪和肌肉之间的深层联系还不清楚。但很明显，肌肉与情绪大有关联，这种关联在日常生活中就可以明显地感受到，过度劳累时情绪败坏，严重时会有厌世情绪；休息充足后又会神清气爽，容易感觉到世间的美好。

多年的浮针临床让我们深深地感觉到患肌可以影响到睡眠，尤其是多个部位出现患肌时，会引起长期失眠，主要表现为入睡困难，同时还表现出情绪低落、悲观厌世的心理状态。

对于慢性软组织疼痛与失眠之间的关系，Moldofsky有过一系列的研究。他认为许多感觉性的失调，包括疼痛等都会严重地干扰到睡眠，这样的睡眠失调也会增加次日疼痛的程度和范围。当肌肉长期地被保持在缩短状态，如果身体的其他部位压迫到患肌时，会使得患肌更为疼痛，失眠也更为严重，所以对于这些患者，不但要避免不必要的睡眠打扰，还要调整睡姿。

（五）不明原因的

激痛点（MTrP）可以引起自主神经功能失调的症状，如异常的出汗、持续性的流泪、持续的卡他性鼻炎、过度的流涎、心前区不适、竖毛活动，以及本体感受性失调，包括本体感受不平衡、眩晕、耳鸣和举起物体时重量感知紊乱等。

我们在临床上还没有观察到浮针对异常流汗、流泪、竖毛活动有治疗作用。有时浮针可以缓解卡他性鼻炎，我们曾应用浮针使一位过度流涎的患者症状好转，但由于卡他症状、过度流涎的治疗例数不足，我们还难以判定浮针是否确实对其有效，这些症状是否确实就是由于患肌造成的，是直接原因还是间接原因，目前我们还难以判断。

平衡功能异常经浮针治疗后能够有一定的好转，证明了本病症确实与患肌有密切关联。此外，临床上很多被诊断为小脑共济失调的患者，浮针治疗似乎也有一些效果，是误诊还是什么原因我们还不能判定。对于少部分耳鸣患者，浮针治疗也有一定效果，但仅仅是少数，大概1/3左右，且这类耳鸣与胸锁乳突肌常常有关。

三、患肌的体征

1.相关肌肉紧僵硬滑

很多医师常常去触摸结节、条索，把这些东西理所当然地看成是患肌。事实上，患肌只是出现病理性紧张的那部分肌肉（存在MTrP的肌肉），千万不要把脂肪瘤、血管瘤、囊肿等也看成是患肌，更不能把肌腱、韧带等误看成是患肌。

运动中枢正常，在肌肉放松的情况下，我们触摸肌肉时应该有松软弹性的感觉，当手下的肌肉出现紧张、僵硬、无弹性、滑溜等情况时，多数属于患肌。

2.触摸时患者局部酸胀不适

大多数患者常常述说局部存在痛、酸，胀等不适感觉，尤其是在医师稍用力按压或者弹拨时，患者常常出现闪避的动作。

3.活动范围受限

受累的肌肉或多或少地使与其相关联的运动活动范围缩小。

4.无力

受累肌肉的力量下降，反应速度减缓，使者常有无力感。

第三节 "患肌"的分类与第二现场规律

对于患肌的分类，浮针医学把它分为责任患肌和非责任患肌。责任患肌就是与患者主诉相关的患肌，非责任患肌与患者主诉不相关。年长的患者常常有非责任患肌，治疗时一般可以不理会，嘱咐患者生活中多注意休息，锻炼时少劳动这些非责任患肌即可。

患肌的部位有时就在症状分布的部位，但多数情况下，患肌和主诉部位常常不在一起，主诉部位常常为第二现场，患肌是第一现场。如何根据第二现场的部位查找患肌呢？患肌和临床症状之间有密切联系，也有规律可循。这个规律浮针医学命名为"第二现场规律"，具体如下：

① 不在肌腹部位的慢性非感染性疼痛一定是由于患肌引起。

② 引起第二现场的患肌至少一个。

③ 患肌的附着点，或患肌延伸的筋膜处于第二现场。

④ 如果患肌和第二现场之间没有直接联系，那么两者之间一定还有其他患肌存在。

浮针医学把那些附着点或延伸筋膜处于第二现场的所有肌肉定义为嫌疑肌，于是就有嫌疑肌和非嫌疑肌样的分类。嫌疑肌是个很重要的概念，尤其是对初学者来说，罗列嫌疑肌和逐一排查嫌疑肌是浮针治疗的核心步骤。

第四节 检查"患肌"的意义和方法

在浮针的实际临床中，患肌的检查是靠医师的手指触摸来实行的。触摸患肌对于针灸工作者、推拿工作者、伤科医师原本应该不难，难的是改变触摸习惯和思维习惯。针灸医师们容易受传统针灸理论影响，沿着经络或者常见的反应点去查找，推拿医师们容易大力按压局部，伤科医师干脆不重视触诊，部分人只愿意看片子。所以正确检查患肌非常重要。

一、检查患肌的意义

（一）对诊断意义重大

很多医师迷信影像学结果，认为那些骨质增生、突出的髓核等是病症问题的关键，而忽略了肌肉本身的病变。其实除了神经元本身病变、外伤病痛造成的疼痛外，绝大部分的疼痛直接原因来自于肌肉的病理性紧张，医师在诊疗过程中不去检查患肌，只关注骨头，无疑是缘木求鱼。有些医师唯片子为尊，片子报告写什么，他就诊断什么，殊不知诊断应该是临床医师的事情，而不是医技科室医师的事情。在浮针医学中，有没有患肌是诊断病痛的关键，是诊断的直接要素，影像学资料只能起到间接的作用，只能辅助诊断。

（二）有益于精准治疗

迄今为止，浮针医学认为患肌几乎是浮针疗法的唯一靶点。从临床角度看，确实有极少数情况手下没感觉，但实际效果也不错，我们推理这是数量多而体积小的肌纤维紧张引起，因而无法用手触摸到。患肌是"敌人"，浮针是"机关枪"。如果没有敌人，或者没有发现敌人，机关枪再强大，做的也是无用功。

（三）有利于预后指导

有明确的责任患肌比没有明确责任患肌的疾病，在浮针疗法的效果预测方面要乐观很多。医师能否触摸到患肌是我们在临床判断预后的重要指标，甚至是我们是否给予治疗的重要指标。

可能是因为长期沉浸在传统思维习惯中，很多医生不习惯或者不重视触摸患肌，以为只要对着病痛点扎针就可以了，不知道这样做有如下弊病：

① 单纯听患者主诉，也就是第二现场，医师就会忽略第一现场，第一现场才是疼痛的发动机，如果仅仅处理第二现场，效果会大打折扣，甚至根本无效。

② 老年患者常常感觉不灵敏，表述不清，若不检查触摸患肌，会丧失大量有用临床资料。

③ 触摸越少，手指的灵敏度越低，不利于初学者经验的累积与对疼痛理解的加深。

④ 缺少触摸患肌的过程，使浮针治疗没有针对性。

⑤ 对于部分慢性病患者，第二现场和第一现场常常是分开的。如果不检查责任患肌，不把患者忽略的第一现场找出来，不找出患者没有发现的病痛，患者指到哪里就扎到哪里。这样做，除了效果不好以外，患者对医师的感觉也不会太好。

（四）对治疗过程中调整方案至关重要

在浮针治疗过程中，不是一矢中的，相关患肌的寻找也是在治疗过程中确定的，患肌的触摸和评估一直伴随浮针治疗的整个过程。在治疗过程中，我们要看正在处理的患肌是否处理彻底，如果处理彻底，就可以继续寻找其他相关患肌。

二、检查患肌的方法和注意事项

（一）患肌检查的步骤

对于初学者而言，检查患肌主要有以下五步骤。

① 标记出患者告知的病痛处。

② 根据疼痛部位罗列所有嫌疑肌。

③ 复习相关肌肉的两端附着点和走向。

④ 医师用指腹在肌肉的肌腹沿着与肌肉走向垂直的方向进行触摸（图4-1A），用力的程度为在指甲后方的白色弧线刚刚出现时即可（图4-1B），触摸时不能固定在一点，而要上下滑动指腹，然后再左右探查，把发现的异常感觉区域标记出来，最好每个患肌都能清晰地标记出边界。

⑤ 把所有与病痛处相关的患肌标记后，再对比这几个患肌的手下感觉哪个更严重一些，哪个相对好些，最严重的打个4个"+"号，正常的打"-"，以此类推。

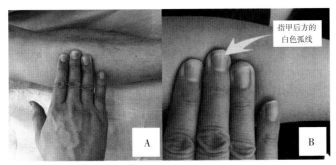

图4-1　触摸患肌手指方向和用力程度

（二）检查患肌的注意事项

医师在检查患肌时，一定要用心，手随心动。患肌是初学者的一道坎，有的人学得快，有的人学得慢，但只要用心，都能学会。

主要的注意要点如下：

① 检查前一定要确保患者体位适当，局部处于放松状态。这一点很重要，因为任何肌肉不放松都会处于紧张状态，与患肌难以区分。

② 主要是触摸检查，而不是按压检查，只有当你感觉到手下异常时，才能询问患者在你触摸的局部是否感觉酸胀不适，甚至感觉异常。最好再感觉身体对称点是否也有异常，切忌心急重压肌肉，任何地方的肌肉重压后都会出现疼痛。

③ 用大拇指或食、中、无名指的指腹触摸。因为这些指腹感觉灵敏。一般不要用指尖，绝对不能用指甲、指间关节，更不能用肘尖。

④ 检查关节附近患肌时，可和缓多方位地活动关节。如果保持一种体位或者说关节处于一种状态，局部很难完全放松，在这种情况下，便需要活动关节。在坐位检查颈椎棘突两侧的患肌时，尤其需要轻摇头部，以轮流放松颈椎两侧肌肉。

⑤ 不能完全听命于患者。检查患肌前，先询问病痛大体位置，然后广泛探查，力量由轻到重，循序渐进。不能患者指到哪里，就只查哪里。因为患者的感觉往往不全面，尤其是老年人。

第五节 "患肌"的形成机制

关于MTrP的形成原因，有多种学说，如Hubbard及Berkoff提出的肌梭假说（muscle spindle hypothesis）、Gunn提出神经病理过程假说（hypothesis of neuropathicprocess）、瘢痕组织假说（scar tissue hypothesis）和Simons的能量危机学说（energycrisis theory）。随着时间的推移，其他的假说渐渐失去了影响力，而能量危机学说以其卓越的公信力被越来越多的人所接受。

患肌是符仲华老师于2014年12月12日首次提出，是浮针医学中特有的一个概念。由于患肌是包含MTrP的病理性紧张的肌肉，而其本质是由于损伤、不良姿势、疲劳等各种因素导致的慢性缺血缺氧的肌肉。所以，患肌的形成机制，也是参照能量危机学说。

通俗地说，除了神经细胞本身发生病变的原因还没有清楚以外，肢体疼痛产生的主要原因与组织或者细胞"哭泣"有关，哭泣的眼泪被外周神经系统感受，在高级中枢显示了出来，从而有了疼痛的感觉。组织或者细胞哭泣的原因是因为组织或者细胞在挨饿，挨饿主要源于食物供应管道受到外界压力的影响而运行不畅。外界压力主要因于局部肌肉组织的紧张僵硬，而细胞挨饿"哭泣"又会加重局部肌肉的紧张，这就是所谓的能量危机导致肌肉挛缩、形成患肌，而患肌的挛缩又加重能量危机的恶性循环（图4-2）。

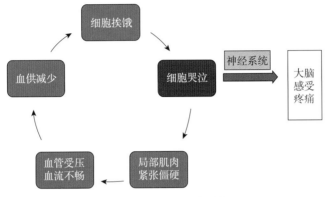

图4-2　患肌形成与能量危机

　　如果将细胞比喻为小孩，小孩没有奶粉会哭泣，细胞缺血也会哭泣，小孩哭泣的目的是让大人喂食物，细胞哭泣的目的是让人保护它，不要让它干活。我们治疗的主要目标是改善肌肉的紧张僵硬，解除外界压力，恢复细胞组织的食物正常供应。

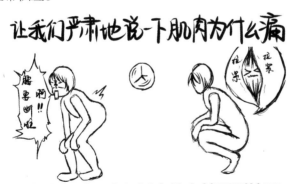

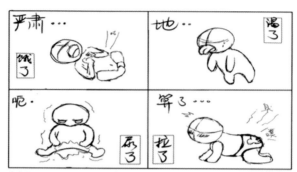

饿了、渴了是肌肉供血供氧不足
拉了、尿了是血供不足后导致了废物堆积

图4-3 肌肉为什么会痛（漫画）

这里就需要探讨一下MTrP形成的病理机制究竟是什么？

MTrP形成的主要内因多由于遗传、老化等问题造成神经肌肉功能的下降（Simons称之为功能障碍的神经末梢），其外因多与相关肌肉的过度劳累有关。这些内外因在神经–肌肉接头处的兴奋传递过程中，使得运动终板乙酰胆碱（acetylcholine，ACh）大量持久地量子式释放，细胞膜持续去极化。在骨骼肌的兴奋–收缩耦联过程中，肌浆网对Ca^{2+}贮存、释放和再聚积大量增加，导致肌肉持续挛缩，从而出现结节、条索或者局部紧张。在这些复杂的过程中，由于乙酰胆碱的释放、持续去极化、Ca^{2+}的运动、肌肉的收缩等环节都需要大量的能量。可是这个时候能量的供应已经出现了问题，如上面所说的结节、条索、局部紧张压迫血管，使血液供应减少（持续性收缩在超过负荷的30%～50%时，肌肉里的循环血液明显地减少），从而造成了一些与外界相对隔绝的封闭小区域，这些小区域中的代谢产物（组胺、5-羟色胺、激肽、前列腺素、P物质、钙基因相关肽等）不能输出到小区域之外，同时又刺激运动终板，使得释放更多的乙酰胆碱，形成新的去极化。上述过程如此反复最终形成了一个恶性循环（vicious circle）（图4-4）。

能量危机学说目前已得到了持续不断的大量证明，例如持续去极化可以在肌电图上显示出终板噪声，此时的肌肉硬度增加，能量供需失衡。最近Shah等人运用微分析技术证明了MTrP局部的缓激肽、P物质、降钙基因相关肽（CGRP）、肿瘤坏死因子α、白细胞介素-1β、白细胞介素-6、白细胞介素-8、5-羟色胺和去甲肾上腺素等生化反应物远超周边正常组织，且pH值低于周边正常组织。

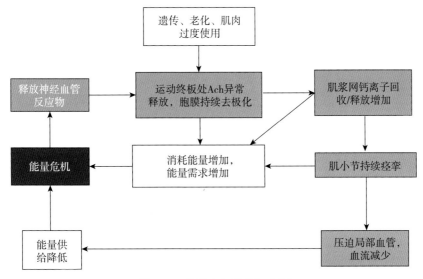

图4-4 能量危机学说示意图

第五章　再灌注活动的原理

再灌注活动的理论是基于MTrP的能量危机理论，也就是患肌的能量危机理论。

临床上绝大部分慢性的软组织疼痛都是由于患肌引起的。患肌的缺血缺氧是引起疼痛的病理基础，而改善患肌缺血缺氧状态可以治疗疼痛。好的血液循环可使组织细胞获得充足的氧和营养物质，并排出代谢产物。各种原因造成血管受压，血流受阻，局部组织器官血流下降或终止，常常使组织细胞缺血损伤，引起该组织细胞的功能障碍或形态破坏。

组织缺血就需要改善微循环，输送含氧丰富的健康血液来改善缺氧状态。再灌注活动可以快速、高效的改善患肌的血液循环，打破患肌的能量危机的恶性循环，使患肌恢复活性，逐渐修复转为正常肌肉组织。

我们可以用通过"握拳－放松"这个动作过程中手掌血色的变化，来演示"再灌注活动"的作用原理。也就是，握紧拳头时肌肉收缩，局部短暂缺血，所以一松开拳头时，手掌的颜色是苍白色的；而放松几秒钟以后，局部重新充血，手掌的颜色重新回归红色。肌肉"收缩－舒张"的动作就完成了一次"缺血－再灌注"的过程，使得肌肉在短暂缺血以后重新获得富含养料和氧气的动脉血液的营养。（图5-1）

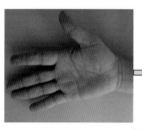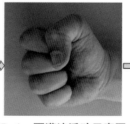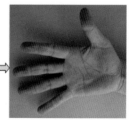

图5-1　再灌注活动示意图

我们来详细分解一下这个过程：

第一步，肌肉收缩、肌力产生，但同时肌容积下降。肌肉逼迫其中部分血液出来，就像用力攥紧吸满水的海绵一样；同时由于肌肉内的毛细血管一端连着动脉、一端连着静脉，而动－静脉之间的压力差就决定了被逼迫出来的这些血液自然就大部分的流到静脉端。

如果在患肌中这部分血液本来就是循环不畅、滞留在局部的血液，中医称为"瘀血"，瘀血通过各级静脉回流至右心房，从右心房进入右心室，右心室将静脉血泵到肺中，进行气体交换，重新获得充足的氧气，在通过肺静脉回到左心房中，完成肺循环；从左心房进入左心室，重新参与至体循环中。

第二步，肌肉持续收缩，或者同时给予等力的抗阻，以加强其收缩力度。在这个持续收缩抗阻的数秒内，肌肉内毛细血管持续地受到肌肉的压迫，血液也很难进入到肌肉内，形成一个短暂的相对缺血状态。就如同在水中持续地攥紧这块海绵，虽然整块海绵都浸在水中，但水仍然不能进入海绵中一样。不仅血液难以进入肌肉中，而且会在进入肌肉的动脉血管端蓄积一个势能，如同在一个小河中筑了一个拦河坝一样。

第三步，充分的放松肌肉。血液重新进入肌肉内，由于动－静脉压差的存在，所以是动脉端的血液进入肌肉，而静脉端的血液很难回流。同时，由于持续收缩在动脉端蓄积了较高的势能，所以动脉端的血液会快速的充盈到肌肉中。而动脉血是富含各种营养物质和氧气的，可以给肌肉带来充足的能量，解除其能量危机。能量危机解除以后，患肌由于慢性缺血缺氧而向大脑发出的求救信号（主要是疼痛）也就随之解除。

与此同时，由于动脉血可以快速充盈到肌肉内，还会对肌肉内或周围组织的血管起到一个冲刷的作用。就如同河道清淤有两种方式，一种是将河道内的泥沙用清淤船抽吸出来、运送出去，现代医学的介入取栓就是这种作用；而另一种则是上游的水库开闸放水，将泥沙冲刷至下游、乃至大海中，再灌注活动就可以起到这种冲刷作用。这种冲刷作用将瘀滞在局部的代谢产物、致痛物质（中医称为"毒"）冲刷至静脉，进入体循环循环中，使其浓度迅速降低，如同在大海中倒入一瓶墨水一样，难以产生不良效应，并且很快被清除。

肌肉收缩（缺血）→肌肉舒张（充血）→肌肉收缩（再缺血）→肌肉舒张（再充血），如此反复，形成短暂缺血再灌注的状态，从而改变患肌的缺血缺氧状态，帮助病情恢复。

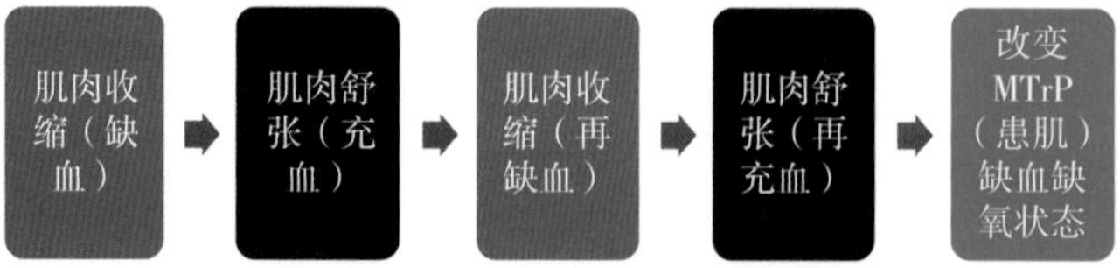

图5-2　再灌注活动中肌肉的状态

综上所述，在浮针扫散的同时或间隙，我们针对患肌做再灌注活动，可以达到以下几个方面的好处：①将患肌内循环不好的血液（淤血）逼迫出去；②通过持续收缩在动脉端蓄积的势能，将富含养料和氧气的动脉血快速地输送至肌肉缺血的部位（患肌），解除其能量危机；③通过势能蓄积产生的高速血流将局部代谢产物冲刷出去。

这样就使原本慢性缺血缺氧的患肌，血液循环得到快速高效的改善，得到氧气和营养物质，解除能量危机，不再向大脑发出求救信号。所以，在浮针临床治疗部分痛症时，经常可以见到针到痛消的神奇效果，治疗疼痛速度比用麻醉药更快。就是因为浮针的扫散放松了患肌，而再灌注活动则快速、高效地改善了患肌中血液循环。整个过程，就像符仲华老师比喻的那样"松松土、施施肥"。

再灌注活动所产生的效应主要体现以下几个方面：

① 直接改善患肌的血液循坏。这是再灌注活动最直接的效应，从而解除了患肌直接导致的疼痛、乏力等症状。我们临床中治疗大部分颈肩腰腿痛，都属于这种效应。

② 改善患肌周围的器官组织的供血，这些周边组织包括皮肤、皮下层、组织器官等。比如我们治疗带状疱疹后遗神经痛时，针对疼痛局部或周边的患肌进行扫散+再灌注活动，就可以通过改善局部真皮层和皮下层的供血来减轻症状；再比如说我们治疗甲状腺结节时，通常会针对胸锁乳突肌和斜角肌中的患肌进行扫散+再灌注，可以直接改善甲状腺的供血。

③ 改善受到患肌影响的神经症状。包括神经本身的异常放电，比如说我们在治疗三叉神经痛时，针对头、颈和面部的患肌进行扫散+再灌注，可以改善三叉神经本身的血供，进而减少其异常放电，也包括减轻神经受到患肌的影响以后产生的远端的麻木；再如临床诊断为腕管综合征的手麻，常常可能是斜角肌出现患肌紧张，对穿行于前斜角肌、中斜角肌中间的神经产生挤压作用而产生的，这时只有针对斜角肌进行扫散+再灌注，才能治疗这种麻木。

④ 增加穿行于患肌之中或者患肌周边的血管通过的血流量。一方面，对于动脉来讲，可通过增加供血量而改善远端组织器官的缺血状态，如通过扫散＋再灌注改善了胸锁乳突肌和斜角肌的缺血缺氧的病理性紧张状态之后，可以消除紧张僵硬的肌肉对颈内动脉的压迫，增加颈内动脉的血流量，进而改善头晕、眼花症状；再比如治疗下肢的发凉时，要注意检查腹部的髂腰肌、腹斜肌、下肢的内收肌群是否存在患肌，治疗这些部位的患肌可以减轻对髂动脉、股动脉的压迫，增加向下肢供血量之后，下肢的发凉随之改善。

另一方面，对于静脉和淋巴管来讲，如果周边的患肌得到放松，其回流的血量或淋巴液也会增加，这也就可以减轻远端的局限性水肿。当然，低蛋白血症造成全身水肿、心衰造成的下垂性水肿和甲状腺功能降低造成的黏液性水肿不在此列。

⑤ 改善影响患肌相关的内脏平滑肌缺血痉挛状态。

至于再灌注活动如何对内脏器官平滑肌发挥作用的？我们推测，可能有以下两个方面：

第一，浮针扫散＋再灌注活动改善了患肌、特别是躯干部患肌的血液循环之后，患肌变得松软，除了对于穿行于其中的血管的挤压效应减轻，也可以使体腔（如腹腔、食腔）的容积度变大，进而使得患肌周围的内脏平滑肌也能够得到更多的血液供应。例如，我们在治疗痛经时，通过浮针扫散＋再灌注活动放松了局部的腹直肌、腹斜肌，就使得子宫平滑肌得到了更好血液供给，从而可以快速的缓解子宫平滑肌痉挛所导致的疼痛。

第二，通过浮针扫散＋再灌注活动改善了患肌的血液循环之后，局部缺血缺氧向大脑发出的求救信号（主要是疼痛）被解除，局部的应激反应（如血管收缩、肌肉僵硬）也得到舒缓，这些舒缓的信号被我们的感觉神经感受到，沿脊神经回到脊髓后角。进而通过脊髓后角的感觉神经元与脊髓侧角的交感神经元之间的突触联系，传递信号至交感神经节前纤维，进而传递至交感干中的交感神经节，通过节后纤维传递至内脏，引起内脏平滑肌紧张度的改变。

第六章 再灌注活动的重要性

再灌注活动是浮针医学的重要组成部分，是浮针疗法取得理想临床疗效不可或缺的重要步骤。特别是在治疗疑难杂症的时候，再灌注活动往往是取得疗效的最关键的部分，是有效和无效的分水岭。临床上，我们经常遇见反复发作的病例，这样的病例往往有良好的即时效果，但是总是出现反复，在分析反复的原因中，对患肌的再灌注活动不充分或不正确常常是不容忽视的因素。

再灌注活动是浮针治疗过程中的一个重要补充，是浮针操作发展过程中继"扫散"后又一重大创新。再灌注活动几乎可以使用在所有的浮针操作过程中。它的出现，大大丰富了浮针人的想象力，提高了治疗效率。

再灌注活动使得血液进入缺血部位的形态不再是缓缓流动，而是快速有力的泵进，加大了灌注的动力，扩大了血液灌注的范围。

再灌注活动的重要性在与浮针配合使用才能重复体现出来。如果单独使用，效果就大下降，为什么呢？那是因为浮针扫散的作用主要是使紧张的肌肉放松，而再灌注活动的作用主要是让血液快速进入缺血部位。如果肌肉不放松，血液就不容易进入。

浮针扫散相当于河道清淤，再灌注活动相当于截流冲刷。如果不清淤，冲刷的效果大大下降。单纯清淤，效率差很多。

第七章　再灌注活动的操作要求

再灌注活动的核心是刻意地使患肌收缩–舒张。基本方法包括收缩–舒张和拉长–放松。这两种方式都能有效地将肌肉内或肌肉深部的动脉血管中的血液挤出来，再把新鲜血液泵进去，以达到再灌注的效果。

设计再灌注活动的基本方法就是根据患肌的功能，做患肌收缩–舒张或拉长–放松的动作。具体操作要求包括：

一、幅度大

当确定患肌后，根据患肌的解剖功能活动，引导患者做到最大幅度（等张收缩）或者最大强度（等长收缩）的抗阻运动，而不是医生强制到最大幅度或强度。一般情况下，医生的力量就是阻止患者做上述动作，也就是说，医生仅仅给予患者反作用力。

注意：医生给予的是反作用力，不是给予患者压力或者推力。患者用多大的力量，医生给予相反方向的同样的力量。这样，才能保证患者的安全，不要单方面用力，再灌注活动的用力主要是医患双方根据患肌的走向和功能相对用力。

二、速度慢

最好相当于慢镜头动作。最大幅度、最大强度和放松时都要有1～3秒停顿。完成一个再灌注活动时间建议在十秒左右。速度快容易损伤，并且达不到再灌注的效果。

三、次数少

每次连续的同样方向同样角度的动作，也就是同一组再灌注活动动作，操作不超过3次为宜。因为三次还不见效，多用无益。多做同组动作容易引起肌肉新的损伤，从而出现酸胀疼痛等情况，造成医源性疼痛。医源性疼痛是指由于医疗才出现的疼痛，可在治疗时发生，也可在治疗后发生。浮针临床上甚少发生治疗后的疼痛，但也得请注意每一个细节。

四、间隔长

同一组患肌完成一组再灌注活动后，至少半小时内不要进行下一组再灌注活动，两组再灌注活动之间的间隔不要少于半小时。这样做的目的是让相关肌肉得到充分休息，过于频繁强力收缩肌肉，也容易造成医源性疼痛。

五、变化多

对于顽固性的病痛，不能局限一个动作，要针对性地变化，因为即使一块肌肉，横截面上不同群组的肌纤维功能是不一致的。因此，方向稍有不同，就可能影响不同的肌纤维。例如，肩胛提肌出现顽固性的病理性紧张，我们可以用仰头抗阻、同侧转头抗阻、低头对侧侧头加压等方法。

临床上常用的再灌注方法有：

颈部：常采用低头、抬头、左侧头、右侧头、左旋头、右旋头六大动作。

肩部：多用梳头、后背、上举等动作。

腰部：常用在治疗床上抱头弓腰、大小飞燕、左右扭臀、原地踏步、自主咳嗽等动作。

膝盖：屈伸、原地踏步。

胸部、背部：深呼吸、自主咳嗽。

以上罗列的是常用最简单的再灌注活动。事实上，临床纷繁复杂，临床操作中要根据疾病所累及的患肌和患者的具体情况灵活采用。

第八章 再灌注活动与其他运动类治疗手法的区别

一、再灌注活动与运动针灸

运动针灸目前没有明确其出处，但从中国知网（CNKI）的文献库中可以查到，与针灸、运动同时相关的治疗方法名称有以下几种："运动针法""动气针法""动筋针法""运动灸法""易罐运动疗法"等。

上述疗法虽然名称各不相同，但都有一个共同的特点：就是在做针、灸、罐治疗的同时，让患者主动活动患处或躯体、关节等，同时配合或不配合传统按摩手法中的揉按等手法，以增强针、灸、罐的临床疗效。

再灌注活动与这些手法的不同之处在于：

① 再灌注活动针对靶点更明确，直接针对患肌，患肌可以和患者病痛显现部位重合，也可以距离病痛显现部位较远。

② 再灌注活动通常是在患者主动收缩患肌时，施以等力的阻抗，这个过程需要医患双方配合完成。

③ 再灌注活动通过等力阻抗患肌的收缩，改善局部血液循环的力度相比较患者单纯主动运动更强大。

二、再灌注活动与关节松动术

关节松动术是康复治疗师在关节活动可动范围内完成的一种针对性很强的手法操作技术，属被动运动范畴。其操作速度比推拿速度慢，在应用时常选择关节的生理运动与附属运动作为治疗手段。其基本治疗手法有摆动、滚动、滑动、旋转、分离与牵拉等。适用于任何力学因素（非神经性）引起得关节功能障碍（疼痛、僵硬等）。

再灌注活动与关节松动术的不同之处在于：

① 二者操作的对象不同，关节松动术针对关节操作，再灌注活动针对患肌操作。

② 再灌注活动大部分情况下（被动再灌注除外）需要患者主动收缩患肌；而关节松动术属被动运动范畴，主要是由康复治疗师操作完成。

③ 关节松动术有多种治疗手法，而再灌注活动只有主动再灌注和被动再灌注两种分类。

三、再灌注活动与拉伸

无论是对健身爱好者，还是对专业、非专业运动员来讲，在他们的运动生涯中，拉伸是必不可少的。拉伸可以使肌肉放松，增加肌肉灵活性和柔韧性，缓解疼痛。拉伸一块肌肉时至少需要完成一个与该肌肉活动时方向相反的动作，通过缓慢地牵拉肌肉，使得肌肉长度增加，然后再放松。

再灌注活动与拉伸的不同之处在于：

① 虽然二者精确到肌肉，再灌注活动时针对慢性缺血、缺氧的肌肉；而拉伸可以针对正常的肌肉。

② 做再灌注活动时，肌肉是主动收缩的；而拉伸时，肌肉是受到外来力量的被动牵拉。

③ 拉伸时的力度要恰到好处，力度不足达不到效果，用力过度则容易造成肌肉的损伤；而再灌注活动时，是由患者主动收缩患肌，医生只要给予等力阻抗即可，不容易造成损伤。

四、再灌注活动与肌肉能量技术

肌肉能量治疗的起源于 Dr. Fred Mitchell, Sr.（1909—1974）。肌肉能量治疗技术通过肌肉收缩，之后放松加伸展。利用肌肉促进和抑制，中度至最大收缩是用来伸展肌肉和筋膜，而最小的到中度收缩用于活动关节。肌肉能量治疗技术可用于减轻疼痛，伸展绷紧的肌肉和筋膜，减低肌肉强直性，改善局部血液循环，强化软弱肌肉，增加硬化关节活动。肌肉能量治疗技术包括收缩-放松（CR）、交互抑制（RI）、等长收缩后放松（PIR）、收缩放松拮抗收缩（CRAC）等几方面内容。

再灌注活动与肌肉能量治疗技术的不同之处在于：

① 肌肉能量治疗技术应用于肌肉骨骼疾病；而再灌注活动除了应用在肌

肉骨骼疾病以外，也可以应用在内科、妇科及部分与缺血相关的疑难杂病。

② 肌肉能量治疗技术大多单独使用；而再灌注活动可以渗透至各种外治法的治疗过程中，目前与浮针密不可分，是浮针疗法的好帮手。

③ 肌肉能量技术要求患者所做的对抗力度较小，急性损伤时患者使出自身力量的10%～20%，慢性损伤时患者只需使出自身力量50%左右；而再灌注活动一般不主张在急性损伤的肌肉上实施，而针对存在慢性缺血缺氧的患肌，要求患者尽最大力量收缩患肌，医生施以等力抗阻。

④ 肌肉能量技术和再灌注活动的每次肌肉收缩持续时间均控制在10秒以内；但肌肉能量治疗技术针对慢性损伤时，可以重复多次，重复次数可达十几、二十次；而针对同一块患肌的同一个再灌注活动最多不超过三次。

第九章 再灌注活动的分类

再灌注活动可以分为主动再灌注和被动再灌注。

主动再灌注活动是患者在没有辅助情况下完成的一种运动，主要分为等张收缩和等长收缩。等张收缩可引起关节活动的肌肉收缩和放松运动，我们最初使用再灌注活动的方法时，多采用等张收缩；我们现在更多地使用的是等长收缩。等长收缩是一种静力性肌肉收缩训练，无明显的关节活动，能有效地增长肌肉力量。

被动再灌注活动是依靠外力帮助完成的再灌注活动。外力可以是机械的，也可以是由他人或本人健康肢体协助。进行时，被动再灌注活动的肢体肌肉应放松，利用外力固定关节的近端和活动关节的远端，根据患肌的功能需要尽量做多方位的再灌注活动。

到目前为止，我们没有发现这两者在疗效上的差别。因此，医者可以根据当时的情况有选择的实施。

一般来说，在以下几种情况下尽可能选择被动再灌注活动：① 开始治疗时，因患者常常不知道再灌注活动的用力方向、幅度、频率，待患者熟悉后，再进行主动再灌注活动。② 不能自主活动的部位例如：头部肌肉。③ 四肢末端部位活动范围过大，浮针扫散容易引起刺痛，因此被动再灌注活动比较常用。④ 患者病情特殊，无法主动配合医生，可以浮针扫散配合局部患肌的按揉。

第十章　再灌注活动的注意事项

一、再灌注活动的临床注意事项

再灌注活动前要先考虑与病痛相关的肌肉走向、关节特征，然后根据这些肌肉走向和关节特征设计灵活的再灌注活动。

再灌注活动的活动范围需由小到大，循序渐进，负荷力量由轻到重。

患者主动活动时，负荷力量只能是反作用力，也就是说，患者使出多大力量，医生给出同样的力量，只是方向相反。患者被动活动时，医生禁用猛力，禁用大力。建议尽可能使用主动再灌注活动的方式。

再灌注活动时，要注意患者的年龄情况、体质强弱、精神状态等因素，因人制宜，灵活设计再灌注活动的方式和力量。避免过于用力，或者过于频繁等原因造成的医源性疼痛。

二、再灌注活动会造成损伤吗

心肌、脑组织的缺血再灌注（ischemia-reperfusion）已经被医学界研究了数十年，相关文献已经汗牛充栋，已经成为病理生理学的重要组成部分。甚至骨骼肌的缺血再灌注也已经被研究了很多年，只是多用于研究急性动脉栓塞、血栓形成、外伤以及血管重建手术时的血流阻断，没有被运用到疼痛的治疗中来。心肌、脑组织或者骨骼肌的缺血再灌注研究都只关注急性状态，几乎所有的临床试验和动物实验都用急性模型来研究，而慢性状态研究几乎阙如。在急性缺血再灌注模型中，无数的研究发现缺血再灌注可以造成再灌注损伤（ischemia-reperfusion damage）。急性缺血一定时间后，对缺血器官组织造成的损伤并未随血流的恢复而恢复，而是不断加重，甚至坏死。

我们治疗的主要是患肌引起的慢性疼痛，所以再灌注活动会不会造成损伤呢？根据临床工作的经验和体会，我们推断不会出现再灌注损伤。原因如下：

① 慢性缺血状态并不像急性缺血状态那么显著，大部分微循环都存在，患肌的紧张或挛缩挤压毛细血管，血流量减少而非完全没有。而急性缺血再灌注时，被灌注的毛细血管数量明显减少，通常情况下，较大区域的毛细血管床无复流。前者就像运动员在慢跑，心肌缺血，气喘劳累，马上休息就可以了。后者就像长跑运动员在进行1万米长跑比赛，心肌大量缺血，过终点后如果突然躺下休息，心肌一下得到大量供血，就很危险。

② 临床上，通过机械力的按捏或者挤压等方法，对局部慢性缺血进行再灌注，是一次次重复的少量供给，而急性缺血的再灌注是通过恢复大血管的血液供给等方法，一下子大量供应。

也就是说，慢性缺血再灌注的行为不会导致器官组织损伤。但是，缺血再灌注损伤的理论，也不是对我们的临床没有作用，我们也可以得到一些借鉴：治疗内脏的急性病痛或者急性出血性（渗出性）病痛时，不能急于采取促进局部组织血液循环的治疗手段。

下篇

常用肌肉的

再灌注活动

第十一章　胸锁乳突肌

1.肌肉附着点

（1）上端：附着于颞骨乳突、上项线外侧1/2。

（2）下端：胸骨头附着点为胸骨柄上部；锁骨头为锁骨内侧1/3。

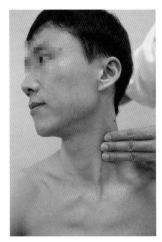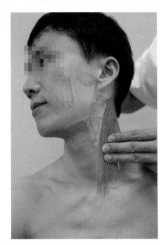

图11-1 胸锁乳突肌展示

2.肌肉功能

（1）双侧收缩，屈曲颈部，后伸头和上部颈椎。

（2）单侧收缩，侧屈头和颈部，使头和颈部转向该肌的对侧。

 视频11-1　胸锁乳突肌主要功能演示视频
（扫二维码观看）

3.肌肉触诊

（1）仰卧位触诊：仰卧位，头颈自然放松，用食指、中指、无名指指腹触诊。

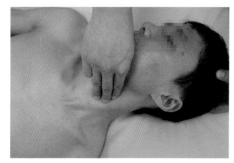
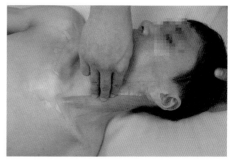

图 11-2　胸锁乳突肌触诊（仰卧位）

视频 11-2　胸锁乳突肌仰卧位触诊演示视频
（扫二维码观看）

（2）坐位触诊：坐位，头颈自然放松，用食指、中指、无名指指腹触诊。

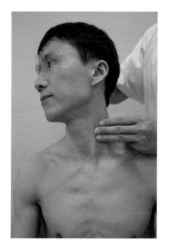
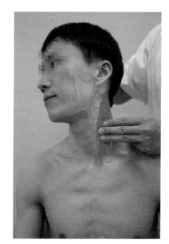

图 11-3　胸锁乳突肌触诊（正坐位）

视频 11-3　胸锁乳突肌正坐位触诊演示视频
（扫二维码观看）

4.临床表现

（1）患肌直接表现：颈痛，低头、侧头、向对侧转头受限。

（2）胸锁乳突肌上段出现病理性紧张，可出现头昏、头痛、眉棱骨疼痛、眼花、眼干眼痒及飞蚊症、舌根痛、牙龈胀痛、单侧耳鸣等头面五官疾患。

（3）胸锁乳突肌中段发生功能改变，容易引起落枕、斜颈等。

（4）胸锁乳突肌下段出现问题，可表现为慢性咽炎（梅核气）、咽痒干咳久咳、嘈杂反酸等。

5.常用再灌注活动

（1）常用再灌注活动一：仰卧位，屈颈抗阻。

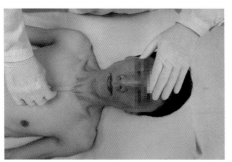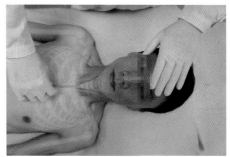

图11-4 胸锁乳突肌常用再灌注活动一（正面照）

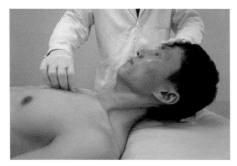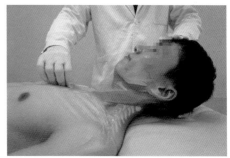

图11-5 胸锁乳突肌常用再灌注活动一（侧面照）

 视频11-4 胸锁乳突肌常用再灌注活动一（扫二维码观看）

（2）常用再灌注活动二：仰卧位，向对侧旋转头颈，抬头抗阻。

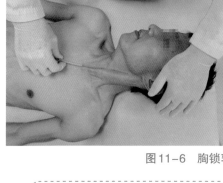
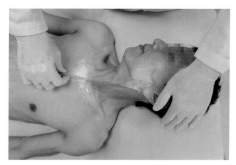

图11-6　胸锁乳突肌常用再灌注活动二

视频11-5　胸锁乳突肌常用再灌注活动二
（扫二维码观看）

（3）常用再灌注活动三：坐位，向对侧旋转头颈，抗阻。

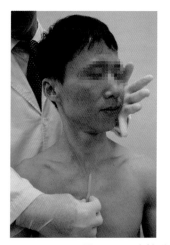
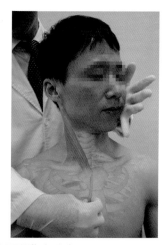

图11-7　胸锁乳突肌常用再灌注活动三

视频11-6　胸锁乳突肌常用再灌注活动三
（扫二维码观看）

第十二章　斜方肌

1.肌肉附着点

（1）内侧：枕部、项韧带和全部胸椎的棘突。

上部肌纤维起于枕外隆凸、枕部上项线的内侧1/3、项韧带和第7颈椎的棘突。

中部肌纤维起于第1~5胸椎的棘突。

下部肌纤维起于第6~12胸椎的棘突。

（2）外侧：锁骨外侧1/3、肩峰和肩胛冈。

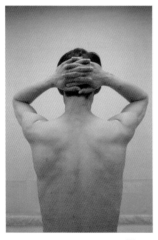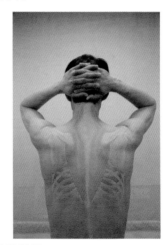

图12-1　斜方肌展示

2.肌肉功能

（1）双侧收缩，后伸头颈。

（2）单侧收缩，侧屈头颈。

（3）上部纤维收缩，上提和向上旋转肩胛骨（耸肩）。

（4）整块肌肉收缩，后拉肩胛骨。

（5）下部纤维收缩，下拉和向上旋转肩胛骨。

3.肌肉触诊

（1）坐位触诊

①坐位放松，拇指与食指、中指、无名指相对，适度提捏斜方肌上缘。

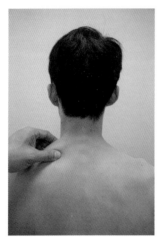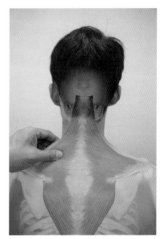

图 12-2　斜方肌上缘触诊

②坐位放松，用食指、中指、无名指指腹触诊上斜方肌。

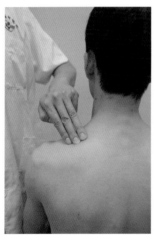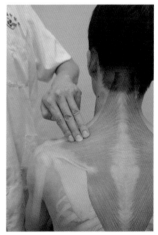

图 12-3　上斜方肌触诊

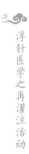

③坐位，用食指、中指、无名指指腹触诊中斜方肌、下斜方肌。

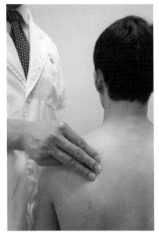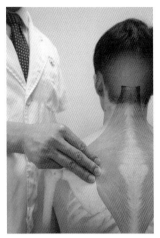

图12-4　中斜方肌触诊

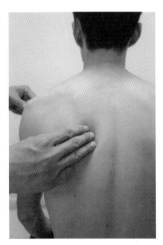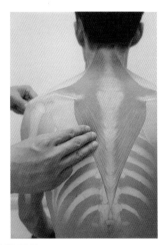

图12-5 下斜方肌触诊

视频12-2　斜方肌触诊演示视频
（扫二维码观看）

4.临床表现

（1）颈肩部及后背僵硬酸痛，或仰头、转头受限。

（2）上、中斜方肌出现问题，可引起后枕部疼痛，头昏沉感；眼胀、耳鸣等头面五官病。

（3）中斜方肌紧张可引起上臂近端外侧至肘部的疼痛。

（4）中、下斜方肌出现问题可导致后背怕冷，蚁行感。

5.常用再灌注活动

（1）常用再灌注活动一：正坐位，耸肩抗阻。

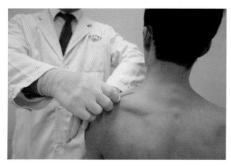
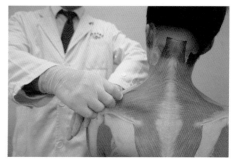

图12-6 斜方肌常用再灌注活动一

视频12-3 斜方肌常用再灌注活动一
（扫二维码观看）

（2）常用再灌注活动二：正坐位，侧头抗阻。

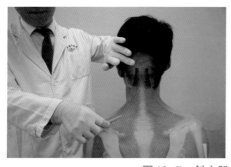
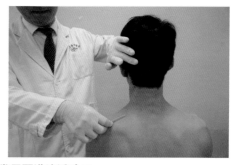

图12-7 斜方肌常用再灌注活动二

视频12-4 斜方肌常用再灌注活动二
（扫二维码观看）

（3）常用再灌注活动三：俯卧位，仰头抗阻。

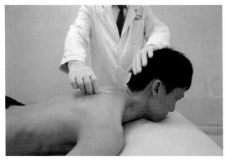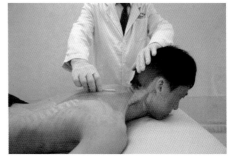

图12-8　斜方肌常用再灌注活动三

视频12-5　斜方肌常用再灌注活动三
（扫二维码观看）

（4）常用再灌注活动四：侧卧位，抬头抗阻。

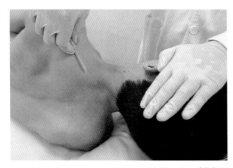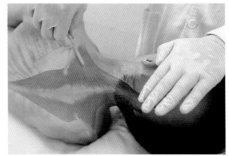

图12-9　斜方肌常用再灌注活动四

视频12-6　斜方肌常用再灌注活动四
（扫二维码观看）

（5）常用再灌注活动五（中下斜方肌）：俯卧位，抬头，上臂向前上方（与躯干角度约呈120°）伸出，上抬上臂抗阻。

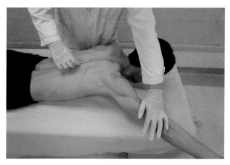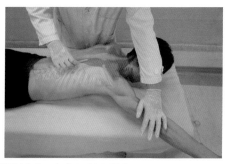

图12-10　斜方肌常用再灌注活动五（中下斜方肌）

　视频12-7　斜方肌常用再灌注活动五
　　　　　　　　　（中下斜方肌）（扫二维码观看）

第十三章 斜角肌

1.肌肉附着点

（1）前斜角肌：上端附着于C3～C6横突的前结节；下端附着于第1肋骨内上缘。

（2）中斜角肌：上端附着于C2～C7横突的后结节；下端附着于第1肋骨外上缘。

（3）后斜角肌：上端附着于C5～C7横突的后结节；下端附着于第2肋外面。

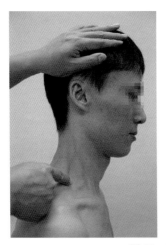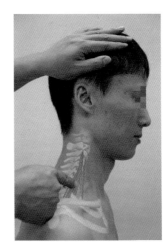

图13-1 斜角肌展示

2.肌肉功能

（1）单侧收缩，侧屈头颈部、使头颈部转向该肌对侧。

（2）前、中斜角肌双侧收缩，使头颈部屈曲。

（3）用力吸气时上提第1、2肋。

视频13-1　斜角肌主要功能演示视频

（扫二维码观看）

3.肌肉触诊

坐位放松，用食指、中指、无名指指腹触诊斜角肌。

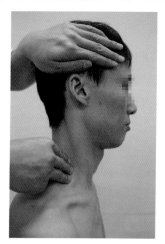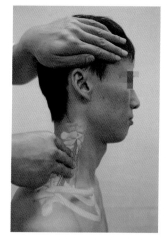

图13-2　斜角肌触诊

 视频13-2　斜角肌触诊演示视频

（扫二维码观看）

4.临床表现

（1）颈部局部症状：颈痛，颈部侧屈、转头、低头受限。

（2）头面部供血不足症状：头晕眼花、头脑昏沉、单侧耳鸣等。

（3）肩部及上肢：肩痛、上肢怕冷或麻木等，即临床诊断为胸廓出口综合征、腕管综合征。

（4）部分顽固性的胸部疼痛和后背疼痛可考虑斜角肌受累。

5.常用再灌注活动

（1）常用再灌注活动一：坐位，同侧侧头抗阻。

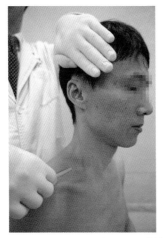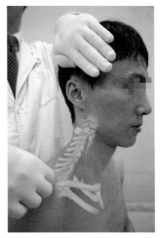

图13-3　斜角肌常用再灌注活动一

　视频13-3　斜角肌常用再灌注活动一
（扫二维码观看）

（2）常用再灌注活动二：侧卧位，抬头抗阻。

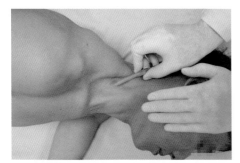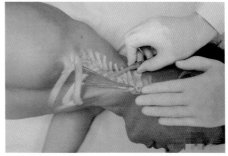

图13-4　斜角肌常用再灌注活动二

　视频13-4　斜角肌常用再灌注活动二
（扫二维码观看）

第十四章　头颈夹肌

1.肌肉附着点

（1）头夹肌：下端附着于项韧带和第7颈椎至第3胸椎棘突。上端附着于颞骨乳突和枕骨上项线的外侧部。

（2）颈夹肌：下端附着于第3～6胸椎棘突。上端附着于第2～3颈椎棘突。

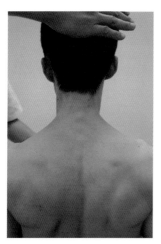 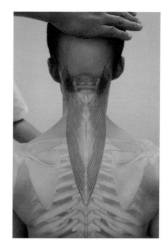

图14-1　头、颈夹肌展示

2.肌肉功能

（1）双侧收缩，后伸头颈部。

（2）单侧收缩，侧屈头颈部、使头颈部旋向同侧。

视频14-1　头、颈夹肌功能演示视频

（扫二维码观看）

浮针医学之再灌注活动

3.肌肉触诊

坐位放松，在耳后乳突的后方，找到枕上项线的外1/3，沿着斜行的肌纤维方向，自外上向内下，至下颈段棘突，滑动触诊头夹肌、颈夹肌。

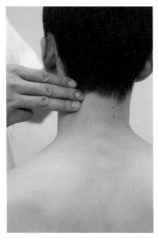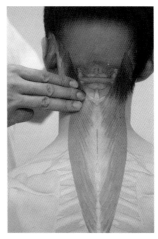

图14-2　头夹肌触诊

 视频14-2　头夹肌触诊演示视频
（扫二维码观看）

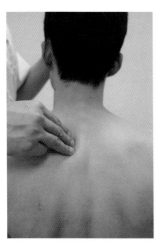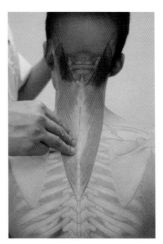

图14-3　颈夹肌触诊

视频14-3　颈夹肌触诊演示视频
（扫二维码观看）

4.临床表现

（1）颈项部疼痛、无力感，仰头及同侧侧屈、转头受限，背部僵硬酸痛。

（2）头痛、眼睛胀痛、眼眶痛、视物模糊。

5.常用再灌注活动

（1）常用再灌注活动一：坐位，仰头抗阻。

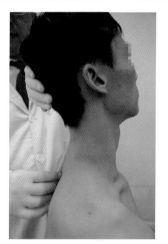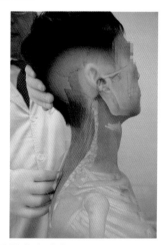

图14-4　头颈夹肌常用再灌注活动一

视频14-4　头颈夹肌常用再灌注活动一
（扫二维码观看）

（2）常用再灌注活动二：坐位，侧头抗阻。

视频14-5　头颈夹肌常用再灌注活动二
（扫二维码观看）

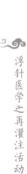

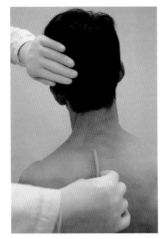
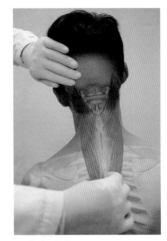

图14-5　头颈夹肌常用再灌注活动二

（3）常用再灌注活动三：坐位，转头抗阻。

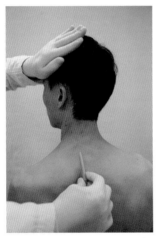
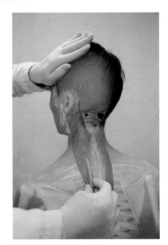

图14-6　头颈夹肌常用再灌注活动三

视频14-6　头颈夹肌常用再灌注活动三
（扫二维码观看）

（4）常用再灌注活动四：俯卧位，仰头抗阻。

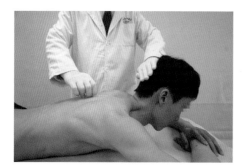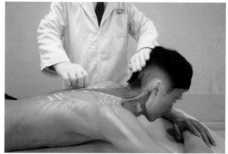

图14-7 头颈夹肌常用再灌注活动四

视频14-7 头颈夹肌常用再灌注活动四
（扫二维码观看）

第十五章　肩胛提肌

1.肌肉附着点

（1）上端：附着于第1~4颈椎横突。

（2）下端：附着于肩胛骨上角。

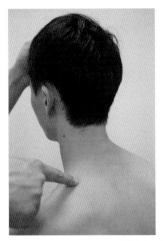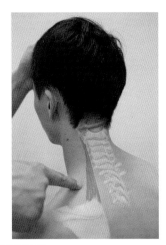

图15-1　肩胛提肌展示

2.肌肉功能

（1）上提和向下旋转肩胛骨。

（2）伸展、侧屈颈部，使颈部转向同侧。

 视频15-1　肩胛提肌主要功能演示视频
（扫二维码观看）

3.肌肉触诊

　　坐位放松，触摸到肩胛上角，沿着肩胛提肌肌腹，滑动触诊至上颈段横外。

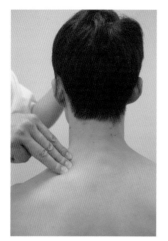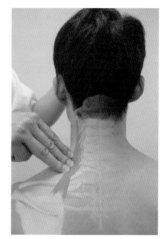

图15-2 肩胛提肌触诊

视频15-2 肩胛提肌触诊演示视频
（扫二维码观看）

4.临床表现

颈肩部僵硬酸痛，仰头困难，下颌转向同侧肩头受限。

5.常用再灌注活动

（1）常用再灌注活动一：坐位，同侧耸肩抗阻。

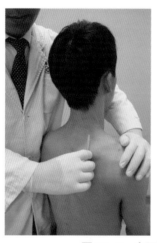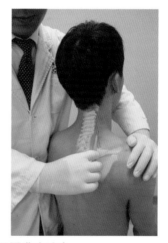

图15-3 肩胛提肌常用再灌注活动一

视频15-3　肩胛提肌常用再灌注活动一
（扫二维码观看）

（2）常用再灌注活动二：坐位，转头抗阻。

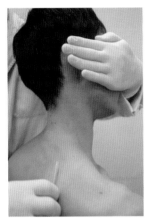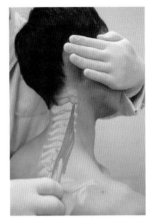

图15-4　肩胛提肌常用再灌注活动二

视频15-4　肩胛提肌常用再灌注活动二
（扫二维码观看）

（3）常用再灌注活动三：坐位，低头看对侧膝盖，再仰头抗阻。

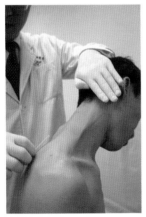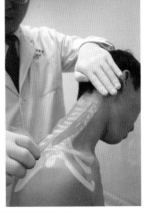

图15-5　肩胛提肌常用再灌注活动三

视频15-5　肩胛提肌常用再灌注活动三

（扫二维码观看）

第十六章 三角肌

1.肌肉附着点

（1）上端：前部纤维（前三角肌）附着于锁骨下方外1/3。

中部纤维（中三角肌）附着于肩峰附近。

后部纤维（后三角肌）附着于肩胛冈外侧下面。

（2）下端：附着于三角肌粗隆。

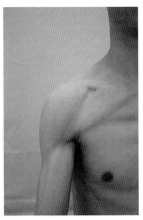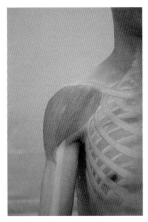

图16-1　三角肌正面展示

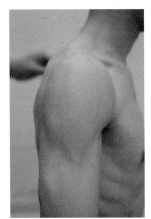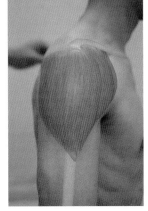

图16-2　三角肌侧面展示

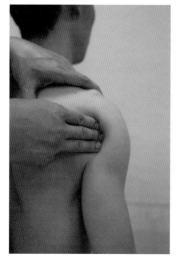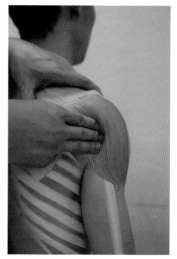

图16-3　三角肌后面展示

2.肌肉功能

（1）外展肩关节（所有肌纤维）。

（2）屈曲、内旋、水平内收肩关节（前部肌纤维）。

（3）伸展、外旋、水平外展肩关节（后部肌纤维）。

　视频16-1　三角肌主要功能演示视频一
　　　　　　　　　（扫二维码观看）

　视频16-2　三角肌主要功能演示视频二
　　　　　　　　　（扫二维码观看）

3.肌肉触诊

坐位触诊

①坐位放松，用食指、中指、无名指指腹触诊三角肌前束。

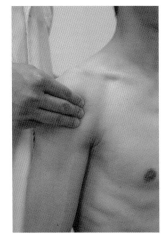
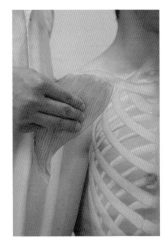

图16-4　三角肌前束触诊

②坐位放松，用食指、中指、无名指指腹触诊三角肌中束。

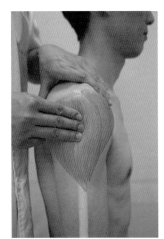
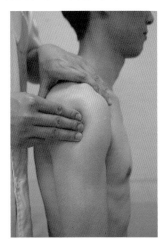

图16-5　三角肌中束触诊

③坐位放松，用食指、中指、无名指指腹触诊三角肌后束。

视频16-3　三角肌触诊视频演示视频
（扫二维码观看）

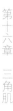

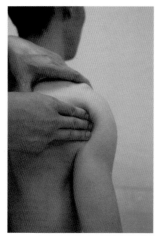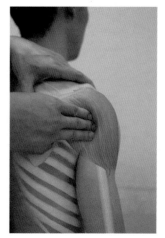

图16-6　三角肌后束触诊

4.临床表现

（1）三角肌局部疼痛，上臂外展疼痛加重，甚至功能受限。

（2）肩关节前屈、后伸、水平内收、水平外展时疼痛和受限也要注意三角肌是否有问题。

5.常用再灌注活动

（1）常用再灌注活动一：坐位，外展抗阻。

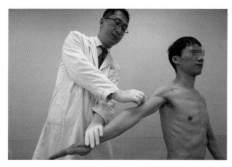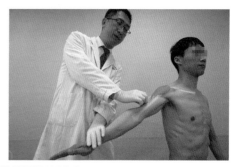

图16-7　三角肌常用再灌注活动一

　视频16-4　三角肌常用再灌注活动一
（扫二维码观看）

（2）常用再灌注活动二：坐位，前屈肩关节抗阻。

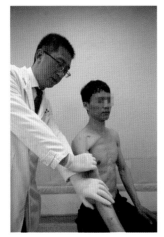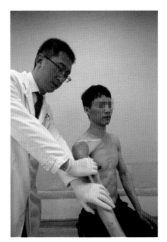

图16-8　三角肌常用再灌注活动二

视频16-5　三角肌常用再灌注活动二
（扫二维码观看）

（3）常用再灌注活动三：坐位，后伸肩关节抗阻。

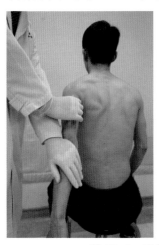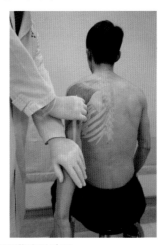

图16-9　三角肌常用再灌注活动三

视频16-6　三角肌常用再灌注活动三
（扫二维码观看）

第十七章　喙肱肌

1.肌肉附着点

（1）上端：附着于肩胛骨喙突。

（2）下端：附着于肱骨体中1/3内侧面，与三角粗隆几乎在同一水平面上。

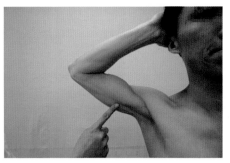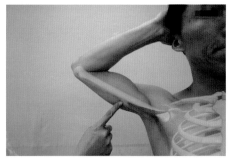

图17-1　喙肱肌展示

2.肌肉功能

屈曲及内收肩关节。

 视频17-1　喙肱肌主要功能演示视频
（扫二维码观看）

3.肌肉触诊

坐位放松，前臂微屈曲，处于放松状态，用大拇指指腹触诊喙肱肌。

 视频17-2　喙肱肌触诊演示视频
（扫二维码观看）

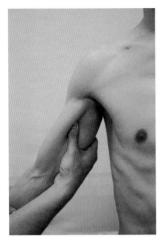
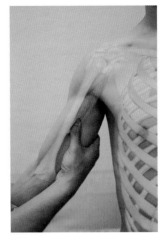

图17-2 喙肱肌触诊

4.临床表现

（1）肩前疼痛，外展梳头动作加重，甚至无法完成，上臂后伸受限。

（2）影响到上臂和前臂相关协同肌，导致前臂内侧疼痛麻木，手指麻木以尺侧为主。

5.常用再灌注活动

（1）常用再灌注活动一：坐位，屈曲肩关节。

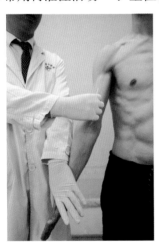
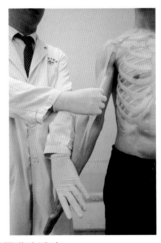

图17-3 喙肱肌常用再灌注活动一

视频 17-3　喙肱肌常用再灌注活动一
（扫二维码观看）

（2）常用再灌注活动二：坐位，内收肩关节。

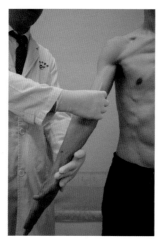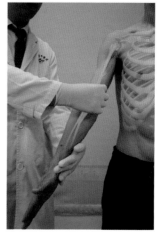

图 17-4　喙肱肌常用再灌注活动二

视频 17-4　喙肱肌常用再灌注活动二
（扫二维码观看）

第十八章　肱三头肌

1.肌肉附着点

（1）上端：长头附着于肩胛骨的盂下结节。

外侧头附着于肱骨干后部的近侧半。

内侧头附着于肱骨干后部的远侧半。

（2）下端：附着于尺骨鹰嘴。

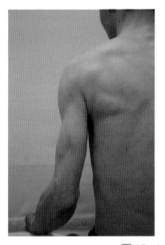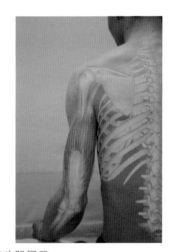

图18-1　肱三头肌展示

2.肌肉功能

（1）伸展和外展肩关节（长头）。

（2）伸展肘关节。

 视频18-1　肱三头肌主要功能演示视频

（扫二维码观看）

3.肌肉触诊

坐位放松，上肢下垂，微屈肘关节，用食指、中指、无名指指腹触诊肱三头肌。

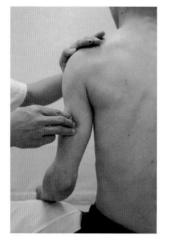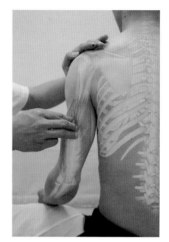

图18-2　肱三头肌触诊

视频18-2　肱三头肌触诊演示视频
（扫二维码观看）

4.临床表现

（1）尺骨鹰嘴处疼痛、上臂后侧疼痛，伸肘或后伸肩关节时疼痛加重。

（2）影响前臂相关肌肉：前臂内侧外侧疼痛（如网球肘、高尔夫球肘），上肢麻木。

（3）外展肩关节疼痛、受限也要考虑肱三头肌。

5.常用再灌注活动

（1）常用再灌注活动一：坐位，伸肘抗阻。

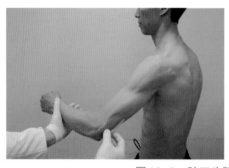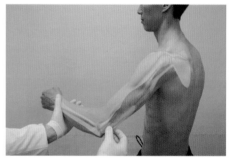

图18-3　肱三头肌常用再灌注活动一

视频18-3　肱三头肌常用再灌注活动一
（扫二维码观看）

（2）常用再灌注活动二：坐位，后伸肩关节抗阻。

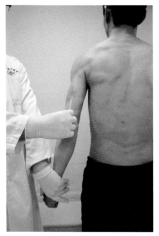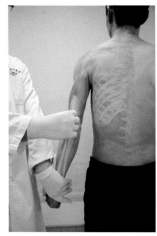

图18-4　肱三头肌常用再灌注活动二

视频18-4　肱三头肌常用再灌注活动二
（扫二维码观看）

（3）常用再灌注活动三：坐位，水平外展肩关节抗阻。

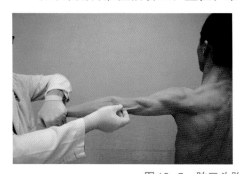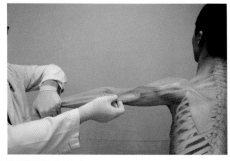

图18-5　肱三头肌常用再灌注活动三

视频18-5　肱三头肌常用再灌注活动三

（扫二维码观看）

第十九章　肱二头肌

1.肌肉附着点

（1）上端：长头附着于肩胛骨盂上结节；短头附着于肩胛骨喙突。

（2）下端：附着于桡骨粗隆和覆盖于屈肌总腱上的肱二头肌腱膜。

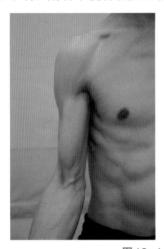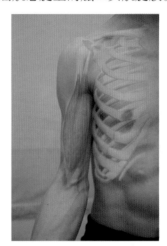

图19-1　肱二头肌展示

2.肌肉功能

（1）屈曲、外展（肱二头肌长头）和内收（肱二头肌短头）肩关节。

（2）屈曲和旋后前臂。

视频19-1　肱二头肌主要功能演示视频
（扫二维码观看）

3.肌肉触诊

坐位放松，上肢下垂，微屈肘关节，拇指与其余四指相对，用拇指指腹触诊肱二头肌。

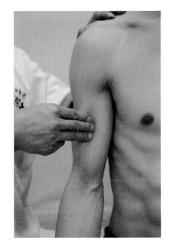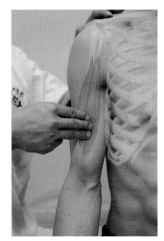

图19-2　肱二头肌触诊

视频19-2　肱二头肌触诊演示视频
（扫二维码观看）

4.临床表现

（1）前臂近端疼痛，外旋时加重、伸肘受限。

（2）肩关节疼痛，外展、前屈、后伸加重或受限。

5.常用再灌注活动

（1）常用再灌注活动一：坐位，前臂外旋，屈肘抗阻。

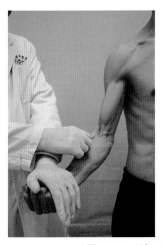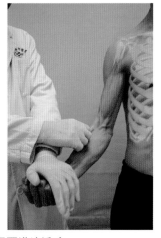

图19-3　肱二头肌常用再灌注活动一

视频 19-3　肱二头肌常用再灌注活动一

（扫二维码观看）

（2）常用再灌注活动二：坐位，前臂外旋抗阻。

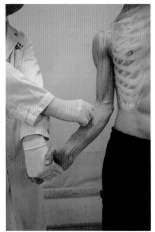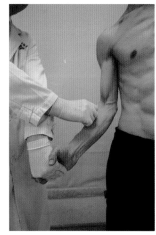

图 19-4　肱二头肌常用再灌注活动二

视频 19-4　肱二头肌常用再灌注活动二

（扫二维码观看）

第二十章　肱肌

1.肌肉附着点

（1）近端：附着于肱骨前面远侧半。

（2）远端：附着于尺骨结节和冠突。

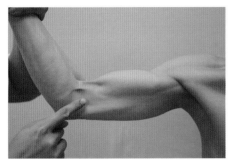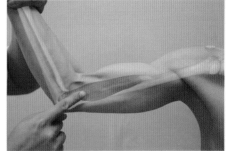

图20-1　肱肌展示

2.肌肉功能

屈肘、前臂旋前（旋内）。

视频20-1　肱肌主要功能演示视频
（扫二维码观看）

3.肌肉触诊

坐位放松，前臂内旋，在肱骨下端，肱二头肌内侧深处，用拇指指腹触诊肱肌。

视频20-2　肱肌触诊演示视频
（扫二维码观看）

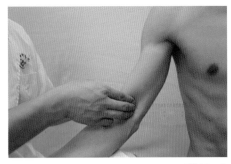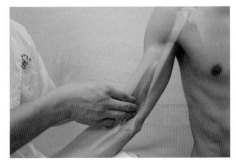

图20-2　肱肌触诊

4.临床表现

（1）前臂疼痛，内旋屈肘时加重，其则伸肘障碍。

（2）影响到桡神经，可导致前臂和手指麻木。

5.常用再灌注活动

坐位，前臂内旋屈肘抗阻。

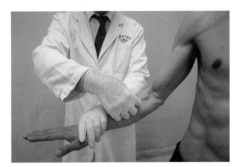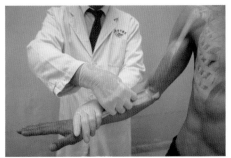

图20-3　肱肌常用再灌注活动

视频20-3　肱肌常用再灌注活动

（扫二维码观看）

第二十一章 肱桡肌

1.肌肉附着点

（1）近端：附着于肱骨外侧髁上嵴近端2/3。

（2）远端：附着于桡骨茎突外侧。

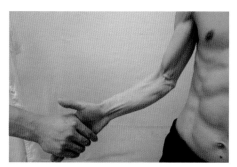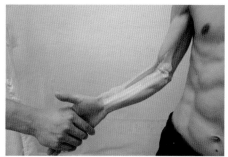

图21-1　肱桡肌展示

2.肌肉功能

（1）屈肘。

（2）使旋后的前臂旋前，并恢复中立位。

（3）使旋前的前臂旋后，并恢复中立位。

　视频21-1　肱桡肌主要功能演示视频
（扫二维码观看）

3.肌肉触诊

坐位，前臂中立位放松，用食指、中指、无名指指腹触诊肱桡肌。

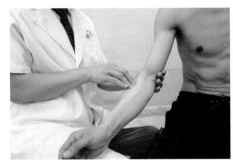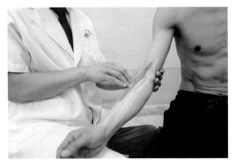

图21-2　肱桡肌触诊

视频21-2　肱桡肌触诊演示视频

（扫二维码观看）

4.临床表现

（1）前臂疼痛，多见于肱骨外上髁炎。

（2）腕关节外侧疼痛，多见于桡骨茎突狭窄性腱鞘炎。

5.常用再灌注活动

前臂中立位，屈肘抗阻。

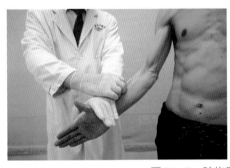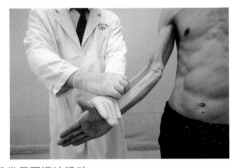

图21-3　肱桡肌常用再灌注活动

视频21-3　肱桡肌常用再灌注活动

（扫二维码观看）

第二十二章　冈上肌

1. 肌肉附着点

（1）内侧：附着于肩胛骨冈上窝。

（2）外侧：附着于肱骨大结节。

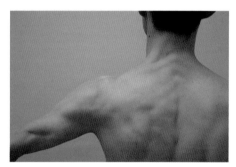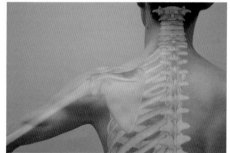

图22-1　冈上肌展示

2. 肌肉功能

外展肩关节。

视频22-1　冈上肌主要功能演示视频

（扫二维码观看）

3. 肌肉触诊

坐位，扪及冈上窝，用食指、中指、无名指的指腹触诊冈上肌。

视频22-2　冈上肌触诊演示视频

（扫二维码观看）

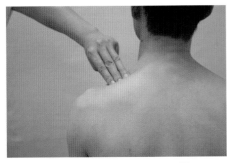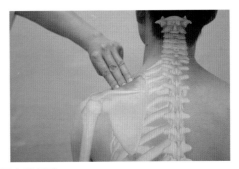

图 22-2　冈上肌触诊

4.临床表现

肩关节外展疼痛、肩关节弹响声、上臂不能长时间外展，如做梳头、刮胡子、刷牙等动作。

5.常用再灌注活动

坐位，肩关节外展抗阻灌注。

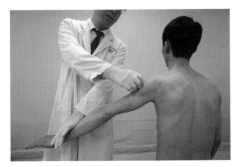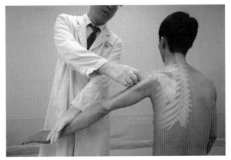

图 22-3　冈上肌常用再灌注活动

 视频 22-3　冈上肌常用再灌注活动

（扫二维码观看）

第二十三章　冈下肌、小圆肌

1.肌肉附着点

（1）冈下肌：内侧附着于肩胛骨冈下窝，外侧附着于肱骨大结节。

（2）小圆肌：内侧附着于肩胛骨的上外侧缘，外侧附着于肱骨大结节。

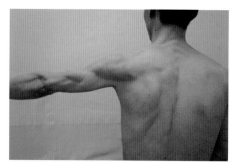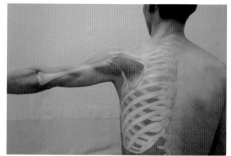

图23-1　冈下肌、小圆肌展示

2.肌肉功能

外旋、内收、伸展和水平外展肩关节。

视频23-1　冈下肌、小圆肌主要功能演示
视频（扫二维码观看）

3.肌肉触诊

坐位，用食、中、无名指的指腹触诊冈下窝的冈下肌；于肩胛骨的上外侧缘触诊小圆肌。

视频23-2　冈下肌、小圆肌触诊演示视频
（扫二维码观看）

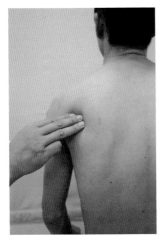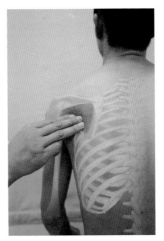

图23-2 冈下肌、小圆肌触诊

4.临床表现

（1）肩部疼痛：以外侧为主，肩关节外展、后伸、内旋受限。

（2）上肢疼痛、麻木：上臂后侧疼痛、网球肘、高尔夫球肘、手指麻木等。

5.常用再灌注活动

（1）常用再灌注活动一：坐位，肩关节外展状态下屈肘外旋抗阻灌注。

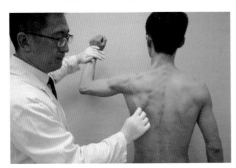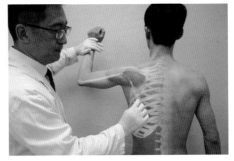

图23-3 冈下肌、小圆肌常用再灌注活动一

 视频23-3 冈下肌、小圆肌常用再灌注
活动一（扫二维码观看）

（2）常用再灌注活动二：坐位，肩关节水平外展抗阻。

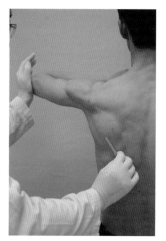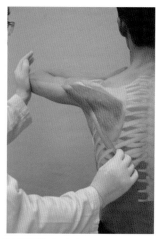

图23-4　冈下肌、小圆肌常用再灌注活动二

视频23-4　冈下肌、小圆肌常用再灌注
活动二（扫二维码观看）

（3）常用再灌注活动三：坐位，肩关节外展位，肩内收抗阻灌注。

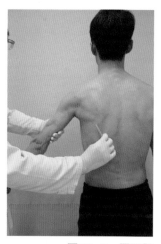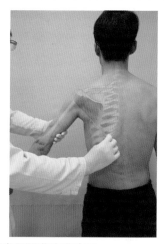

图23-5　冈下肌、小圆肌常用再灌注活动三

视频23-5　冈下肌、小圆肌常用再灌注
活动三（扫二维码观看）

浮针医学之再灌注活动

第二十四章　大圆肌

1.肌肉附着点

（1）内侧：附着于肩胛骨的外侧下缘。

（2）外侧：附着于肱骨结节间沟的内侧唇。

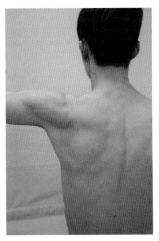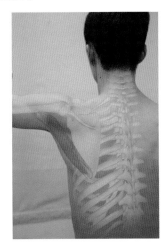

图24-1　大圆肌展示

2.肌肉功能

内收、伸展、内旋肩关节。

 视频24-1　大圆肌主要功能演示视频
（扫二维码观看）

3.肌肉触诊

坐位，嘱患者自然放松，用食、中、无名指指腹自肩胛外侧下缘向肱骨小结节处触诊大圆肌。

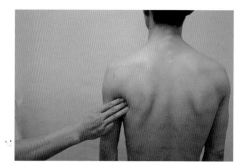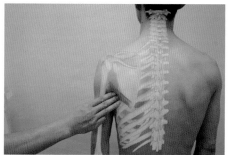

图24-2　大圆肌触诊

视频24-2　大圆肌触诊演示视频
（扫二维码观看）

4.临床表现

肩部疼痛，休息时症状轻微，活动时出现症状，前屈加重。

5.常用再灌注活动

（1）常用再灌注活动一：坐位，肩关节外展状态下屈肘内旋抗阻灌注。

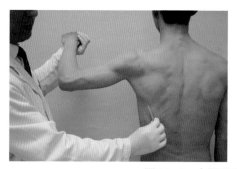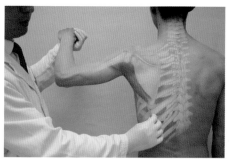

图24-3　大圆肌常用再灌注活动一

视频24-3　大圆肌常用再灌注活动一
（扫二维码观看）

（2）常用再灌注活动二：坐位，肩关节外展位，肩内收抗阻灌注。

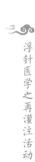

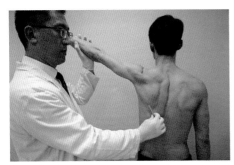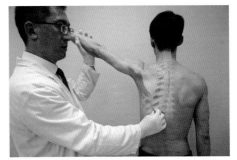

图24-4 大圆肌常用再灌注活动二

 视频24-4 大圆肌常用再灌注活动二

（扫二维码观看）

第二十五章　背阔肌

1.肌肉附着点

（1）下端：附着于第7胸椎～第5腰椎棘突，髂嵴后部和骶骨后面。

（2）上端：附着于肱骨结节间沟的内侧唇。

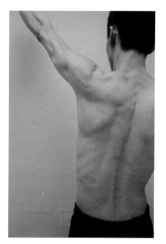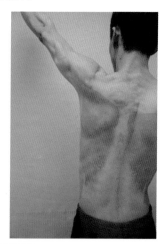

图25-1　背阔肌展示

2.肌肉功能

内收、伸展、内旋肩关节。

视频25-1　背阔肌主要功能演示视频

（扫二维码观看）

3.肌肉触诊

（1）坐位触诊：坐位，从骶骨和髂嵴后面开始，至肱骨近端扪及宽阔的肌腹，用食指、中指、无名指的指腹触诊背阔肌。

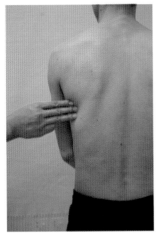
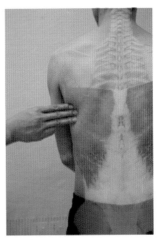

图25-2 背阔肌坐位触诊一

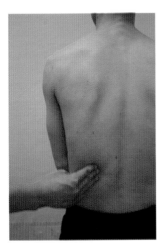
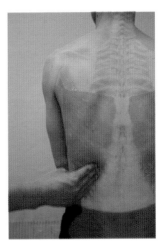

图25-3 背阔肌坐位触诊二

视频25-2 背阔肌坐位触诊演示视频
（扫二维码观看）

（2）俯卧位触诊：俯卧位，从骶骨和髂嵴后面开始，至肱骨近端扪及宽阔的肌腹，用食指、中指、无名指的指腹触诊背阔肌。

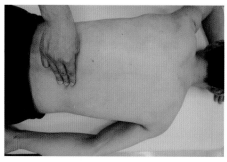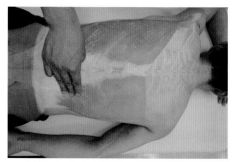

图25-4　背阔肌俯卧位触诊一

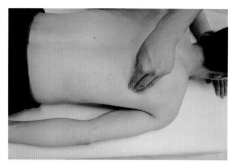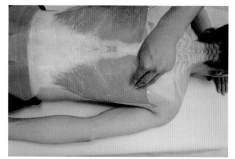

图25-5　背阔肌俯卧位触诊二

 视频25-3　背阔肌俯卧位触诊演示视频
（扫二维码观看）

4.临床表现

（1）肩部疼痛，休息时症状轻微，活动时出现症状，前屈加重。

（2）外展上举上肢时腰部出现疼痛，走路夹着胳膊，不能甩臂大步走，还会出现腰骶部疼痛。

5.常用再灌注活动

（1）常用再灌注活动一：坐位，充分外展肩关节后，向下内收肩关节抗阻。

 视频25-4　背阔肌常用再灌注活动一
（扫二维码观看）

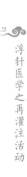
浮针医学之再灌注活动

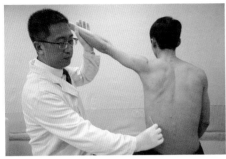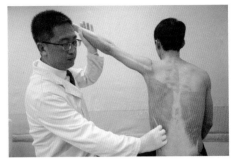

图25-6 背阔肌常用再灌注活动一

（2）常用再灌注活动二：俯卧位，肩关节外展位，肩内收抗阻。

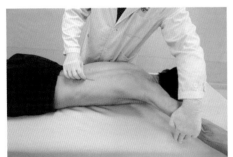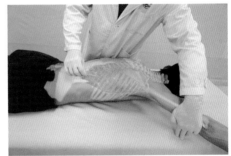

图25-7 背阔肌常用再灌注活动二

视频25-5 背阔肌常用再灌注活动二
（扫二维码观看）

（3）常用再灌注活动三：俯卧位，上肢后伸摸背，肘关节上抬抗阻。

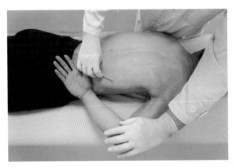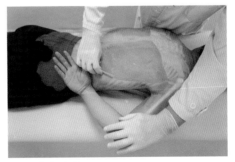

图25-8 背阔肌常用再灌注活动三

视频25-6 背阔肌常用再灌注活动三
（扫二维码观看）

第二十六章　肩胛下肌

1.肌肉附着点

（1）内侧：附着于肩胛骨的肩胛下窝。

（2）外侧：附着于肱骨小结节。

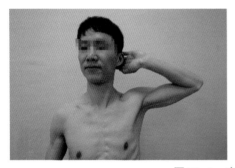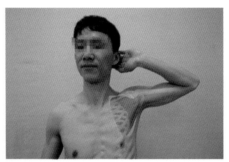

图26-1　肩胛下肌展示

2.肌肉功能

内旋肩关节。

 视频26-1　肩胛下肌主要功能演示视频
（扫二维码观看）

3.肌肉触诊

（1）坐位触诊

①坐位，用食指、中指、无名指指腹置于腋后壁内前方，在肩胛下窝处触诊肩胛下肌。

 视频26-2　肩胛下肌触诊演示视频一
（于腋后壁）（扫二维码观看）

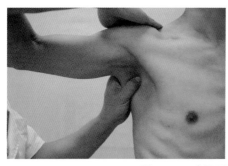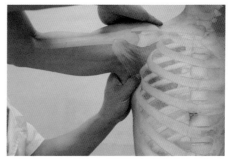

图26-2　肩胛下肌触诊（于腋后壁）

②坐位，用大拇指指腹于肩胛骨的上外侧处触诊肩胛下肌。

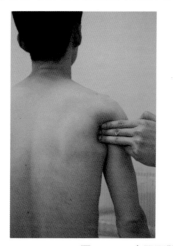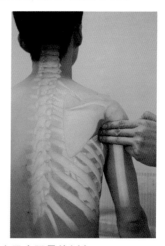

图26-3　肩胛下肌触诊（于肩胛骨外侧）

视频26-3　肩胛下肌触诊演示视频二

（于肩胛骨外侧）（扫二维码观看）

4.临床表现

（1）肩痛，症状较剧烈，仰卧位加重，甚则痛不可卧，彻夜难眠。

（2）上臂水平外展受限，外展疼痛，甚至外展小于45°就出现疼痛，患手无法触及对侧腋下，冻结肩时表现明显。

（3）影响到上肢，出现上肢酸痛、手腕部酸痛，以腕背部为甚。

（4）肩关节长时间内收、内旋（如硬瘫、上肢骨折后长时间保持内收、内旋位）可能会出现假性胸廓出口综合征。

5.常用再灌注活动

坐位，肩关节外展状态下，屈肘内旋抗阻。

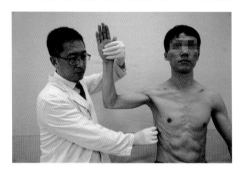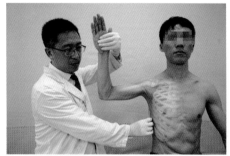

图26-4　肩胛下肌常用再灌注活动

　视频26-4　肩胛下肌常用再灌注活动

（扫二维码观看）

第二十七章　菱形肌

1.肌肉附着点

（1）内侧：小菱形肌附着于第7颈椎～第1胸椎棘突。大菱形肌附着于第2～5胸椎棘突。

（2）止点：附着于肩胛骨内侧缘。

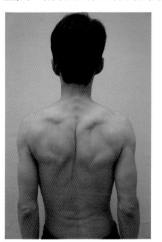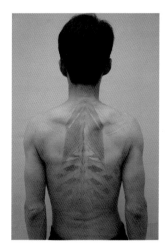

图27-1　菱形肌展示

2.肌肉功能

后伸、上提和向下旋转肩胛骨。

 视频27-1　菱形肌主要功能演示视频
（扫二维码观看）

3.肌肉触诊

坐位，用食、中、无名指的指腹触诊第7颈椎～第5胸椎与肩胛内侧缘之间形成的肌肉。

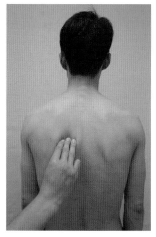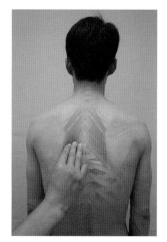

图27-2　菱形肌触诊

视频27-2　菱形肌触诊演示视频
（扫二维码观看）

4.临床表现

（1）弹响肩胛，后背酸痛、僵硬，患侧卧位时症状加重。

（2）影响到上肢可出现手臂手指麻木、疼痛，如网球肘、高尔夫球肘。

（3）胸大肌收缩紧张时，菱形肌被拉长会出现圆肩，还会引起胸闷、心慌。

5.常用再灌注活动

坐位，扩胸，肩胛骨后伸抗阻。

视频27-3　菱形肌常用再灌注活动
（扫二维码观看）

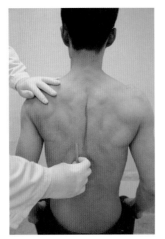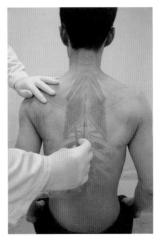

图27-3　菱形肌常用再灌注活动

第二十八章 前锯肌

1.肌肉附着点

（1）外侧：附着于上位第8或第9根肋骨的外面。

（2）内侧：附着于肩胛骨内侧缘的肋面。

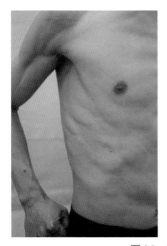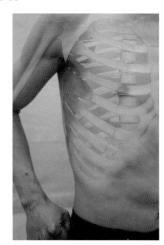

图28-1 前锯肌展示

2.肌肉功能

（1）前伸、上旋、下降肩胛骨。

（2）止点固定时，协助用力吸气。

 视频28-1 前锯肌主要功能演示视频
（扫二维码观看）

3.肌肉触诊

坐位，用手扪及肩胛骨最外侧，用食指、中指、无名指的指腹，由肩胛骨外侧缘沿前下方向肋骨方向触诊。

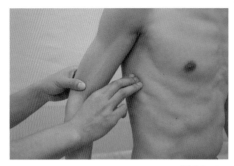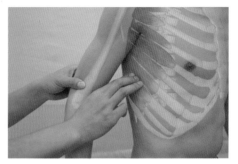

图28-2　前锯肌触诊

视频28-2　前锯肌触诊演示视频
（扫二维码观看）

4.临床表现

（1）岔气、胁肋部疼痛、咳嗽，深呼吸加重。

（2）临床常见的肋间神经痛，多为前锯肌或肋间肌作祟，并非真正神经的问题。

（3）影响到周围组织：心慌、胸闷、咳喘无痰；乳腺疼痛、结节。

（4）部分肩关节活动受限也要考虑前锯肌。

5.常用再灌注活动

（1）常用再灌注活动一：坐位，肩关节后伸屈肘，肘部外展抗阻。

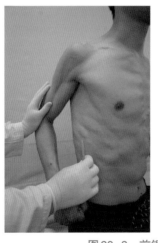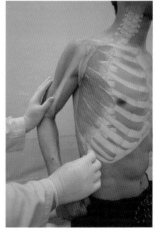

图28-3　前锯肌常用再灌注活动一

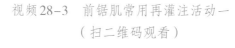

视频28-3　前锯肌常用再灌注活动一

（扫二维码观看）

（2）常用再灌注活动二：坐位，肩关节前屈，上肢伸直，手掌往前推抗阻。

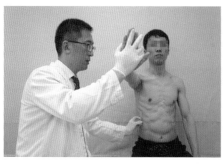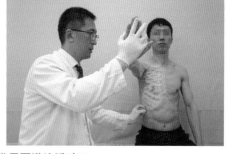

图28-4　前锯肌常用再灌注活动二

视频28-4　前锯肌常用再灌注活动二

（扫二维码观看）

第二十九章　胸大肌

1. 肌肉附着点

（1）内侧：附着于锁骨内侧端、胸骨、第1～7肋骨及腹直肌鞘上端，可粗略分为锁骨区（上部胸大肌）、胸骨区（中部胸大肌）和肋骨区（下部胸大肌）。

（2）止点：肱二头肌结节间沟外端。

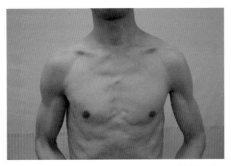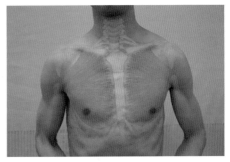

图29-1　胸大肌展示

2. 肌肉功能

（1）内收、水平内收、外展、内旋肩关节。

（2）屈曲肩关节（锁骨部）。

（3）伸展肩关节（肋部）。

 视频29-1　胸大肌主要功能演示视频
（扫二维码观看）

3. 肌肉触诊

坐位，扣及锁骨下缘，用食指、中指、无名指的指腹，沿肌腹向下至胸骨和肋软骨触摸胸大肌。

浮针医学之再灌注活动

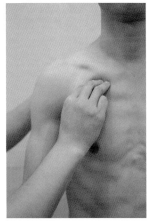

图29-2　胸大肌触诊一

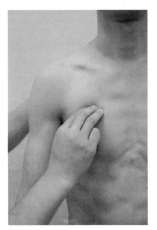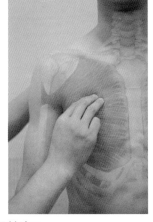

图29-3　胸大肌触诊二

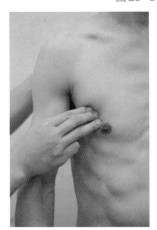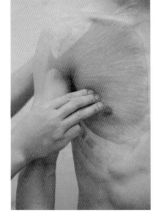

图29-4　胸大肌触诊三

视频29-2　胸大肌触诊演示视频

（扫二维码观看）

4.临床表现

（1）胸骨、前胸、肩前疼痛，伸直肩关节外展后伸受限，长时间的胸大肌挛缩、紧张会出现圆肩。

（2）乳腺疼痛、结节。

（3）后背疼痛、胸闷心慌、气短懒言、头晕、怕冷。

（4）老年患者、肥胖患者的膝关节、髋关节疾患，也要注意供血的问题，不要忽略胸大肌。

5.常用再灌注活动

（1）常用再灌注活动一：坐位，肩关节外展位，内收、内旋抗阻。

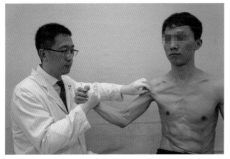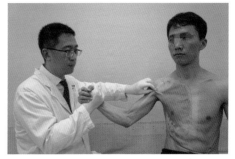

图29-5　胸大肌常用再灌注活动一

视频29-3　胸大肌常用再灌注活动一

（扫二维码观看）

（2）常用再灌注活动二：坐位，肩关节外展位水平内收抗阻。

视频29-4　胸大肌常用再灌注活动二

（扫二维码观看）

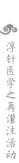

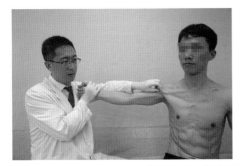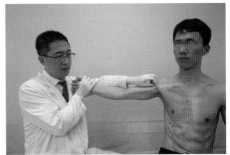

图29-6　胸大肌常用再灌注活动二

第三十章　胸小肌

1.肌肉附着点

（1）上端：附着于肩胛骨喙突。

（2）下端：附着第3～5肋。

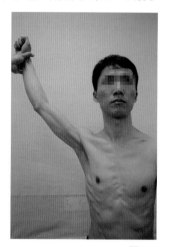 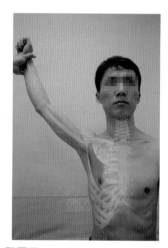

图30-1　胸小肌展示

2.肌肉功能

（1）前伸、下拉肩胛骨，固定肩胛骨。

（2）上提肋骨、辅助吸气。

 视频30-1　胸小肌主要功能演示视频
（扫二维码观看）

3.肌肉触诊

坐位，扪及肩胛骨喙突，沿肋骨前面向内下滑动，扪及胸小肌肌束，用食指、中指、无名指的指腹触诊。

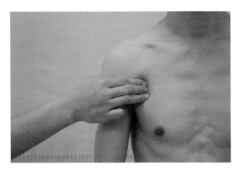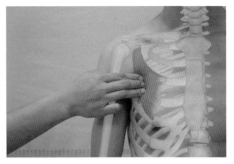

图30-2 胸小肌触诊

视频30-2 胸小肌触诊演示视频
（扫二维码观看）

4.临床表现

（1）前胸疼痛，胸小肌长时间紧张会出现圆肩。

（2）上臂麻木、疼痛。

（3）心慌胸闷、乳腺增生。

5.常用再灌注活动

（1）常用再灌注活动一：坐位，肩关节前屈120°，往前下抗阻。

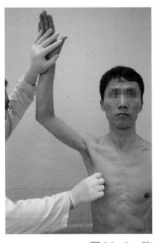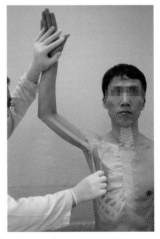

图30-3 胸小肌常用再灌注活动一

视频30-3　胸小肌常用再灌注活动一
（扫二维码观看）

（2）常用再灌注活动二：坐位，肩头往前下抗阻。

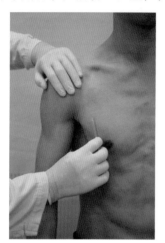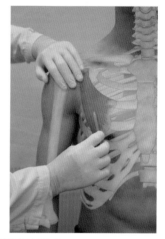

图30-4　胸小肌常用再灌注活动二

视频30-4　胸小肌常用再灌注活动二
（扫二维码观看）

第三十一章 锁骨下肌

1.肌肉附着点

（1）内侧：附着于第1肋骨与肋软骨结合处。

（2）外侧：附着于锁骨中下面外1/3处。

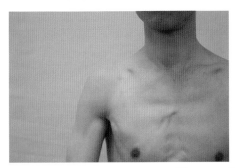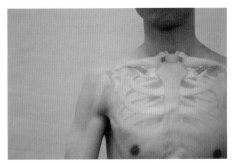

图31-1 锁骨下肌展示

2.肌肉功能

（1）从下方固定锁骨或上抬第一肋。

（2）协助前伸肩胛骨，向前下拉肩部。

 视频31-1 锁骨下肌主要功能演示视频
（扫二维码观看）

3.肌肉触诊

坐位，扪及锁骨内侧头下缘，沿锁骨下缘滑动至锁骨深部，用食指、中指、无名指的指腹触诊。

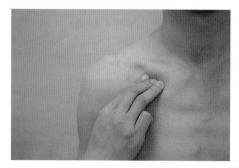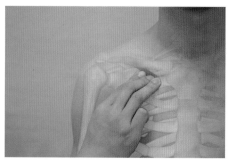

图31-2　锁骨下肌触诊

视频31-2　锁骨下肌触诊演示视频
（扫二维码观看）

4.临床表现

（1）锁骨下酸痛。

（2）上臂疼痛、上肢麻木、手麻等。

（3）胸闷久咳。

5.常用再灌注活动

（1）常用再灌注活动一：坐位，手臂自然下垂，手掌往下推压凳子抗阻。

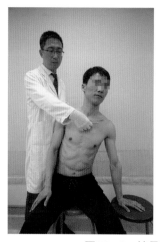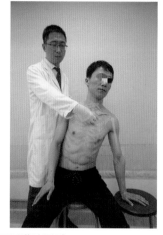

图31-3　锁骨下肌常用再灌注活动一

视频31-3　锁骨下肌常用再灌注活动一
（扫二维码观看）

（2）常用再灌注活动二：深呼吸。

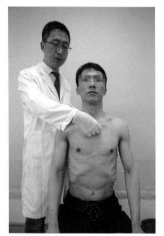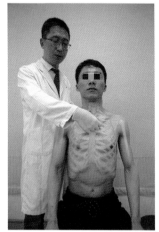

图31-4　锁骨下肌常用再灌注活动二

视频31-4　锁骨下肌常用再灌注活动二
（扫二维码观看）

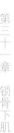

第三十二章　竖脊肌

1.肌肉附着点

竖脊肌由三组平行的肌肉组成，从外向内：髂肋肌、最长肌和棘肌。

（1）上端：附着于枕后和乳突。

（2）下端：附着于骶骨背面和髂棘的后方。

（3）中间：由外向内附着于肋角、脊柱横突、棘突。

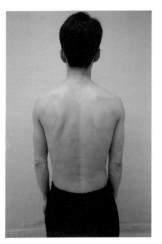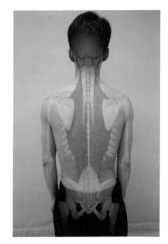

图32-1　竖脊肌展示

2.肌肉功能

（1）双侧收缩，背伸脊柱。

（2）单侧收缩，侧屈脊柱。

（3）颈部单侧收缩，头颈转向同侧。

　视频32-1　竖脊肌主要功能演示视频

（扫二维码观看）

3.肌肉触诊

俯卧位，用食指、中指、无名指的指腹，垂直竖脊肌的走行方向滑动触诊。

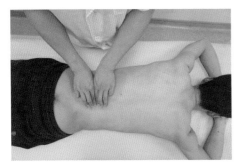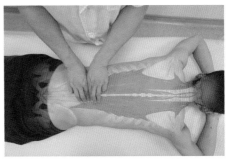

图32-2　竖脊肌触诊一

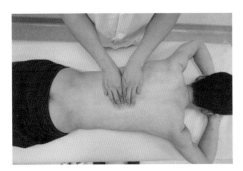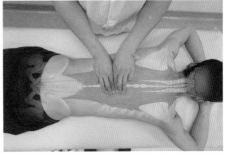

图32-3　竖脊肌触诊二

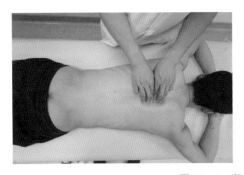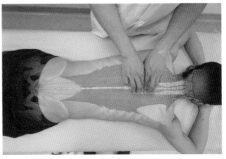

图32-4　竖脊肌触诊三

视频32-2　竖脊肌触诊演示视频
（扫二维码观看）

4.临床表现

（1）颈后、后背、腰部疼痛、僵硬，弯腰疼痛、翻身困难，咳嗽加重。

（2）上胸部竖脊肌出现患肌，可见咳嗽、气喘、胸闷、心慌等心肺系统症状。

（3）胸背部竖脊肌出现患肌，可见胃痛、胃胀、反酸、消化不良等消化系统的表现。

（4）腰骶部竖脊肌出现患肌，可见盆腔痛、尿频、漏尿等泌尿生殖系统的症状。

（5）腰骶部疼痛，臀部酸痛，下肢后侧疼痛麻木。

5.常用再灌注活动

（1）常用再灌注活动一：站立位，伸懒腰。

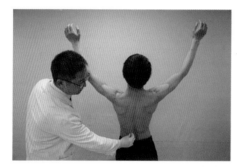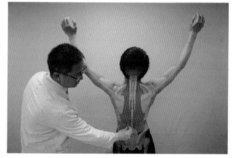

图32-5　竖脊肌常用再灌注活动一

 视频32-3　竖脊肌常用再灌注活动一
（扫二维码观看）

（2）常用再灌注活动二：俯卧位，飞燕式灌注。

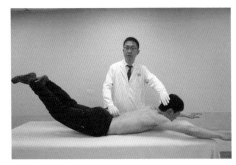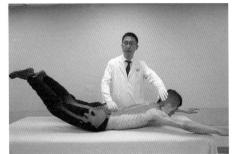

图32-6　竖脊肌常用再灌注活动二

视频32-4　竖脊肌常用再灌注活动二
（扫二维码观看）

（3）常用再灌注活动三：跪位抱头弯腰。

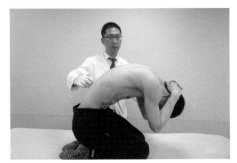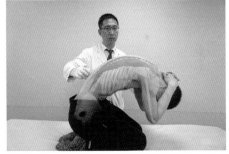

图32-7　竖脊肌常用再灌注活动三

视频32-5　竖脊肌常用再灌注活动三
（扫二维码观看）

第三十三章　腰方肌

1.肌肉附着点

（1）上端：附着于第1~4腰椎横突和第12肋下缘。

（2）下端：附着于髂嵴后份和髂腰韧带。

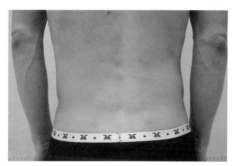 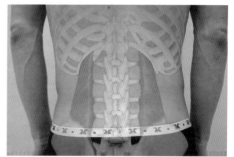

图33-1　腰方肌展示

2.肌肉功能

（1）双侧收缩，背伸脊柱。

（2）单侧收缩，侧屈脊柱。

（3）吸气时下拉和固定第12肋。

视频33-1　腰方肌主要功能演示视频

（扫二维码观看）

3.肌肉触诊

俯卧位，用食指、中指、无名指的指腹，扪及腰椎棘突，向外侧滑动竖脊肌边缘，在第12肋骨和髂骨之间的深部可以扪及腰方肌。

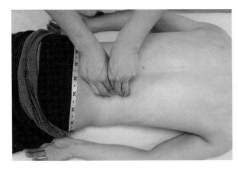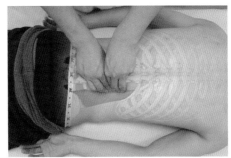

图33-2 腰方肌触诊

视频33-2 腰方肌触诊演示视频
（扫二维码观看）

4.临床表现

（1）腰痛、腰两侧疼痛和腰骶部疼痛，弯腰、深呼吸、咳嗽时加重，腰痛不能翻身，多伴有腰椎侧弯，不能久坐久卧。

（2）影响到腹部肌肉和臀部肌肉，可出现臀部疼痛，下肢疼痛、麻木。

（3）腰方肌成为患肌还会表现为髂嵴后疼痛、长短腿、骨盆倾斜等。

5.常用再灌注活动

（1）常用再灌注活动一：侧卧位，双下肢伸直并拢，抬高。

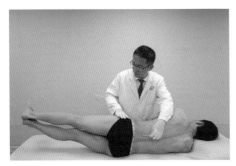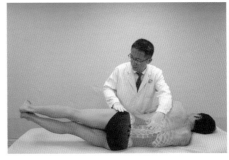

图33-3 腰方肌常用再灌注活动一

视频33-3 腰方肌常用再灌注活动一

（扫二维码观看）

（2）常用再灌注活动二：俯卧位，抬臀抗阻。

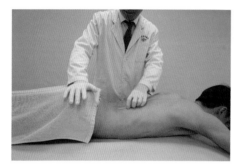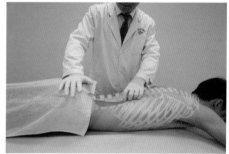

图33-4 腰方肌常用再灌注活动二

视频33-4 腰方肌常用再灌注活动二

（扫二维码观看）

（3）常用再灌注活动三：站立位，左右交替侧身。

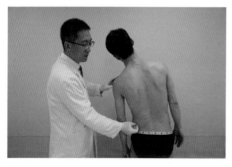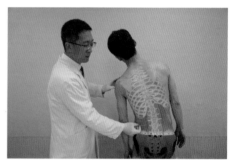

图33-5 腰方肌常用再灌注活动三

视频33-5 腰方肌常用再灌注活动三

（扫二维码观看）

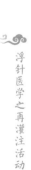

第三十四章　腹直肌

1.肌肉附着点

（1）上端：附着于第5～7肋骨、肋软骨和胸骨剑突。

（2）下端：附着于耻骨、髂嵴和耻骨联合。

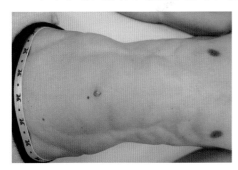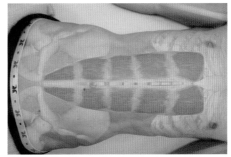

图34-1　腹直肌展示

2.肌肉功能

（1）双侧收缩，脊柱前屈。

（2）单侧收缩，脊柱侧屈。

 视频34-1　腹直肌主要功能演示视频

（扫二维码观看）

3.肌肉触诊

仰卧位，用食指、中指、无名指的指腹，在胸骨剑突、耻骨联合中间的腹正中线外侧，垂直于肌纤维方向，滑动触诊腹直肌。

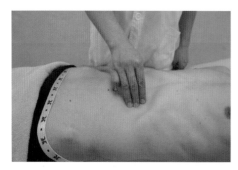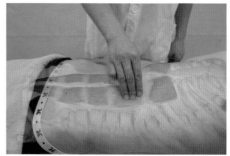

图34-2 腹直肌触诊一

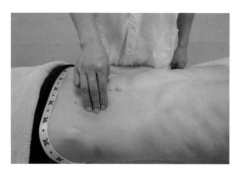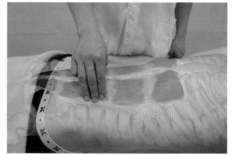

图34-3 腹直肌触诊二

视频34-2 腹直肌触诊演示视频
（扫二维码观看）

4.临床表现

（1）腹部疼痛和无力，剑突附近疼痛，耻骨联合附近疼痛。

（2）上段腹直肌出现患肌可见上腹痛、胁肋部胀痛，消化不良、烧心、反酸等消化系统病症，如慢性胃炎、慢性胆囊炎等。

（3）中段腹直肌出现患肌可见腹痛、大便性状的改变，如肠易激综合征、慢性肠炎、慢性溃疡性结肠炎等病症。

（4）下段腹直肌出现患肌可见为下腹部疼痛、便秘、腹泻、泌尿生殖系统疾患，如中老年漏尿，前列腺炎、前列腺增生出现的尿频、尿无力、夜尿多、尿等待，性功能低下、阳痿、早泄及妇科杂病盆腔痛、痛经、月经不调等症状。

（5）腰痛、腰骶部疼痛有时也需要考虑腹直肌。

5.常用再灌注活动

（1）常用再灌注活动一：仰卧位，四肢伸直抬离床面，卷腹。

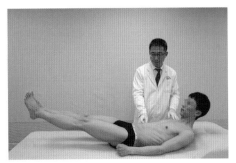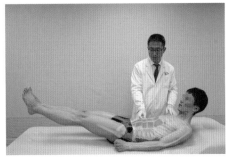

图34-4　腹直肌常用再灌注活动一

　视频34-3　腹直肌常用再灌注活动一
（扫二维码观看）

（2）常用再灌注活动二：仰卧位，下肢伸直抬离床面30°（腹直肌下段）。

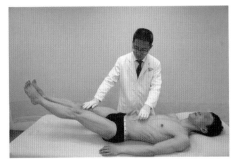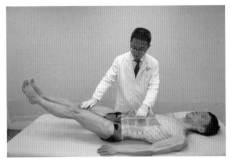

图34-5　腹直肌常用再灌注活动二

　视频34-4　腹直肌常用再灌注活动二
（扫二维码观看）

（3）常用再灌注活动三：仰卧位，双手抱头，躯干屈曲，头颈抬离床面（腹直肌上段）。

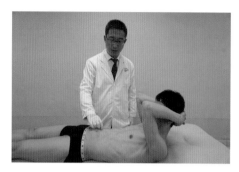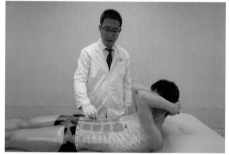

图34-6　腹直肌常用再灌注活动三

　视频34-5　腹直肌常用再灌注活动三
（扫二维码观看）

第三十五章　腹斜肌

1.肌肉附着点

（1）腹外斜肌：上方附着于第5～12肋骨外面。

下方附着于髂嵴前部、腹股沟韧带。

内侧附着于腹白线。

（2）腹内斜肌：上方附着于第10～12肋骨的内面。

下方附着于胸腰筋膜、髂嵴、腹股沟韧带外侧半。

内侧附着于腹白线。

外侧附着于胸腰筋膜。

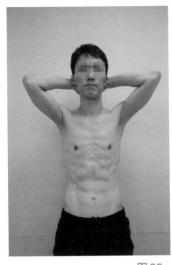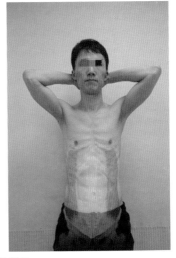

图35-1　腹斜肌展示一

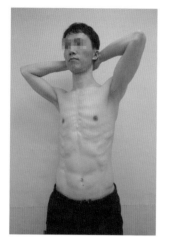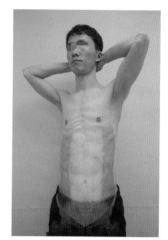

图35-2　腹斜肌展示二

2.肌肉功能

（1）压缩和支撑腹内脏器。

（2）脊柱前屈（双侧收缩）。

（3）脊柱侧屈（单侧收缩）。

（4）向对侧旋转脊柱（腹外斜肌单侧收缩）。

（5）同侧旋转脊柱（腹内斜肌单侧收缩）。

　视频35-1　腹斜肌主要功能演示视频
　　　　　　　　　　　（扫二维码观看）

3.肌肉触诊

仰卧位，用食指、中指、无名指的指腹触诊髂嵴和胸廓下缘之间的腹斜肌。

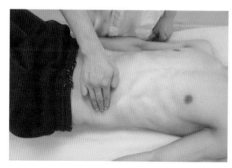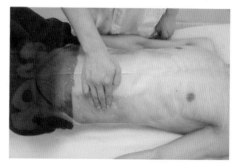

图35-3　腹斜肌触诊

浮针医学之再灌注活动

视频35-2 腹斜肌触诊演示视频
（扫二维码观看）

4.临床表现

（1）腹肌无力、腹痛，腰痛，仰肚子加重，甚至不能直腰。

（2）与内科疾患相关，如消化系统腹胀、腹痛、消化不良、便秘、腹泻等。

（3）与泌尿生殖系统疾患相关，如漏尿、尿频、尿急、尿无力、睾丸疼痛等。

（4）与妇科疾患相关，盆腔痛、月经不调、痛经等；

（5）还可以影响到下肢肌肉，导致下肢疼痛麻木。

5.常用再灌注活动

（1）常用再灌注活动一：仰卧位，双下肢屈曲，双脚并拢往外抗阻。

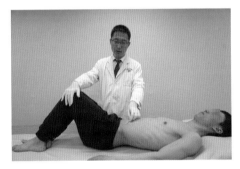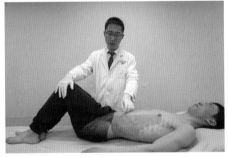

图35-4 腹斜肌常用再灌注活动一

视频35-3 腹斜肌常用再灌注活动一
（扫二维码观看）

（2）常用再灌注活动二：仰卧位，躯干先旋转向健侧，再回转抗阻。

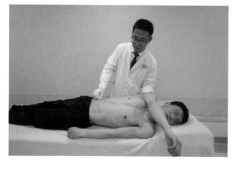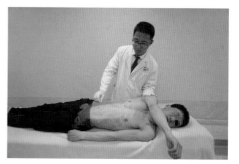

图 35-5　腹斜肌常用再灌注活动二

视频 35-4　腹斜肌常用再灌注活动二
（扫二维码观看）

（3）常用再灌注活动三：仰卧位，双下肢屈曲并拢，嘱患者抬起上半身，扭转身体，伸手去触摸对侧膝盖外侧。

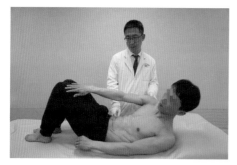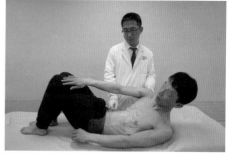

图 35-6　腹斜肌常用再灌注活动三

视频 35-5　腹斜肌常用再灌注活动三
（扫二维码观看）

第三十六章　膈肌

1.肌肉附着点

（1）前面：附着于胸骨剑突。

（2）两侧：附着于第7~12肋骨内侧面。

（3）后面：附着于第1~2腰椎体。

（4）中间：通过中间腱连接起来。

膈肌是重要的呼吸肌，是胸腔和腹腔的分界，通过三个裂孔联系胸腹腔。

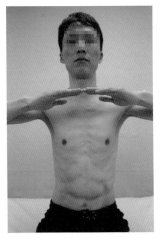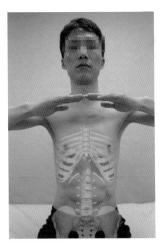

图36-1　膈肌展示

2.肌肉功能

吸气时使胸腔扩大。

 视频36-1　膈肌主要功能演示视频
（扫二维码观看）

3.肌肉触诊

仰卧位，用食指、中指、无名指指尖扪及胸廓前外侧缘下缘，在呼气时向胸廓深处滑动，可扪及膈肌。

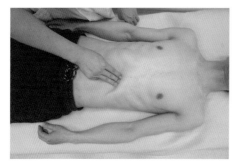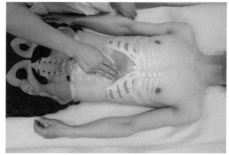

图36-2　膈肌触诊

视频36-2　膈肌触诊演示视频

（扫二维码观看）

4.临床表现

（1）膈肌痉挛（"呃逆""打嗝"）。

（2）腹痛、腹胀、消化不良、胁肋部胀痛，如慢性胆囊炎、慢性胃炎的临床表现。

（3）顽固性漏尿和便秘时也不要遗漏膈肌。

5.常用再灌注活动

仰卧位，双下肢伸直，吸气鼓肚子抗阻。

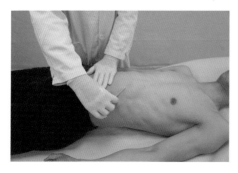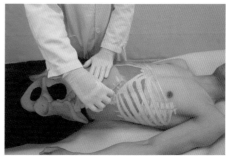

图36-3　膈肌常用再灌注活动

浮针医学之再灌注活动

视频36-3　膈肌常用再灌注活动

（扫二维码观看）

第三十七章　髂腰肌

1.肌肉附着点

髂腰肌是腰大肌和髂肌的合称。

（1）上端：腰大肌附着于第12胸椎～第5腰椎横突、椎体及相应椎间盘外侧；髂肌附着于髂窝、骶骨翼。

（2）下端：两条肌肉汇合后，共同附着于股骨小转子。

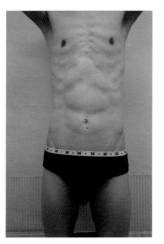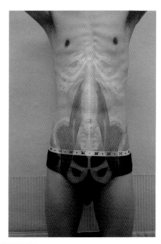

图37-1　髂腰肌展示

2.肌肉功能

屈曲、外旋髋关节。

 视频37-1　髂腰肌主要功能演示视频
（扫二维码观看）

3.肌肉触诊

受检者侧卧位，屈曲髋关节和膝关节，用食指、中指、无名指指腹，

于下端腹直肌上缘深处触摸腰大肌；向外上往髂骨内侧面滑动手指，触摸
髂肌。

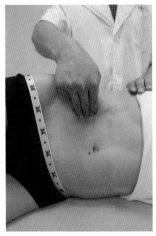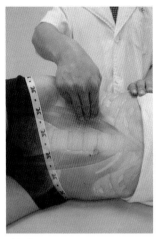

图37-2　腰大肌触诊

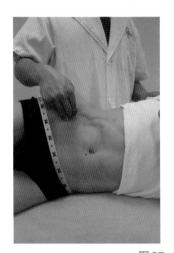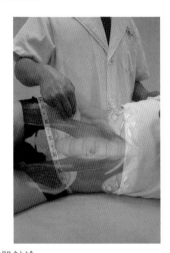

图37-3　髂肌触诊

　视频37-2　髂腰肌触诊演示视频
（扫二维码观看）

4.临床表现

（1）腰痛、背痛；部分急性腰扭伤表现为腰痛剧烈、咳嗽加重，不能直

腰、仰肚子，蹲下可减轻疼痛，睡觉时不能伸直下肢、屈膝屈髋时缓解。

（2）髂腰肌挛缩紧张可使腰曲加大，骨盆前倾。

（3）影响到下肢肌肉，出现下肢疼痛麻木。

5.常用再灌注活动

（1）常用再灌注活动一：仰卧位，屈髋屈膝抗阻。

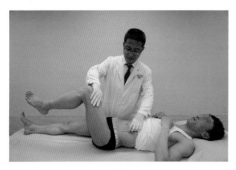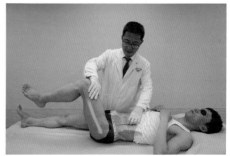

图37-4　髂腰肌常用再灌注活动一

视频37-3　髂腰肌常用再灌注活动一

（扫二维码观看）

（2）常用再灌注活动二：侧卧位，屈髋屈膝抗阻灌注。

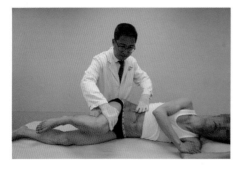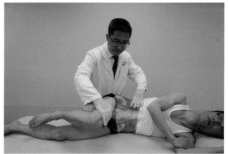

图37-5　髂腰肌常用再灌注活动二

视频37-4　髂腰肌常用再灌注活动二

（扫二维码观看）

第三十八章　臀大肌

1.肌肉附着点

（1）上方：附着于髂嵴后部，骶骨背面，骶结节韧带。

（2）下方：后部纤维附着于股骨臀肌粗隆。

　　　　前部纤维经髂胫束至胫骨外侧髁。

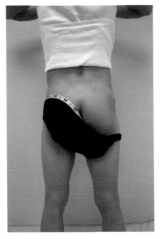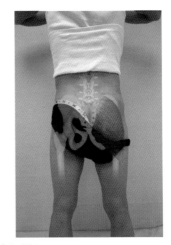

图38-1　臀大肌展示

2.肌肉功能

（1）伸展、外旋髋关节。

（2）外展髋关节（上部纤维）。

（3）内收髋关节（下部纤维）。

 视频38-1　臀大肌主要功能演示视频
（扫二维码观看）

3.肌肉触诊

俯卧位，臀部放松，下肢自然伸直，用食指、中指、无名指触诊。

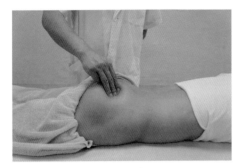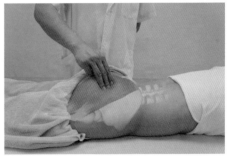

图38-2　臀大肌触诊

视频38-2　臀大肌触诊演示视频
（扫二维码观看）

4.临床表现

（1）腰骶部、骶髂关节、尾骨疼痛，攀爬和上坡时疼痛明显。

（2）影响到大腿后的腘绳肌，弯腰时腘绳肌紧张，直腿抬高试验（＋）。

5.常用再灌注活动

（1）常用再灌注活动一：俯卧位，下肢伸直，后伸髋关节抗阻。

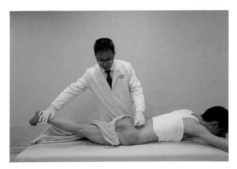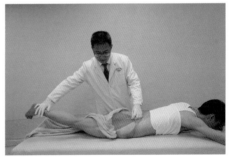

图38-3　臀大肌常用再灌注活动一

视频38-3　臀大肌常用再灌注活动一
（扫二维码观看）

（2）常用再灌注活动二：俯卧位，下肢伸直，髋关节外展并后伸抗阻。

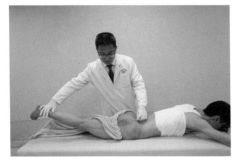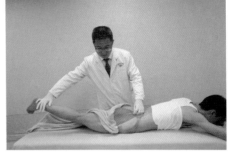

图38-4　臀大肌常用再灌注活动二

视频38-4　臀大肌常用再灌注活动二
（扫二维码观看）

（3）常用再灌注活动三：俯卧位，髋关节后伸，由外展位移动至内收位抗阻。

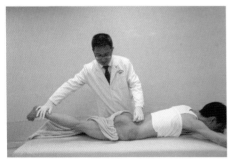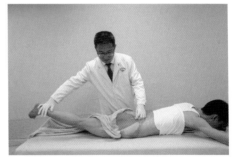

图38-5　臀大肌常用再灌注活动三

视频38-5　臀大肌常用再灌注活动三
（扫二维码观看）

第三十九章　臀中肌

1.肌肉附着点

（1）上端：附着于前、后臀线之间的髂骨外侧面。

（2）下端：附着于股骨大转子外侧面。

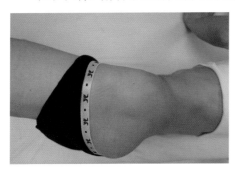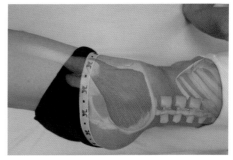

图39-1　臀中肌展示

2.肌肉功能

（1）外展髋关节。

（2）屈曲、内旋髋关节（前部纤维）。

（3）伸展、外旋髋关节（后部纤维）。

视频39-1　臀中肌主要功能演示视频
（扫二维码观看）

3.肌肉触诊

侧卧位，臀部放松，下肢自然伸直，用食指、中指、无名指触诊。

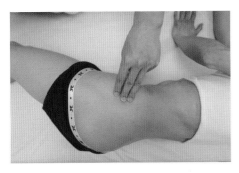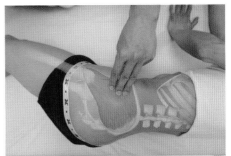

图 39-2　臀中肌触诊

视频 39-2　臀中肌触诊演示视频

（扫二维码观看）

4.临床表现

（1）髂嵴、臀部、腰骶部疼痛，髋关节外展无力，久站、久行、久坐后加重。

（2）影响到腰部肌肉和下肢肌肉：腰痛，下肢疼痛麻木。

（3）临床上出现单脚站立不稳、走路不稳，也要考虑臀中肌的问题。

5.常用再灌注活动

健侧卧位，患侧下肢外展髋关节抗阻。

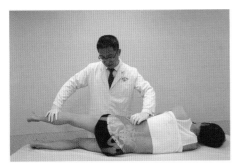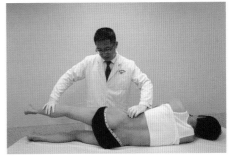

图 39-3　臀中肌常用再灌注活动

视频 39-3　臀中肌常用再灌注活动

（扫二维码观看）

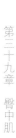

第四十章　臀小肌

1.肌肉附着点

（1）上端：附着于前后臀线之间的髂骨外侧面。

（2）下端：附着于股骨大转子前缘。臀小肌位于臀中肌的深部。

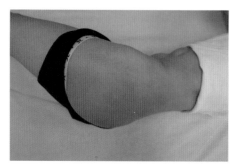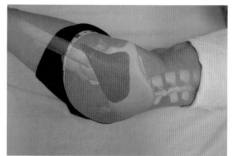

图40-1　臀小肌展示

2.肌肉功能

外展、内旋、微屈髋关节。

 视频40-1　臀小肌主要功能演示视频
（扫二维码观看）

3.肌肉触诊

侧卧位，臀部放松，下肢自然伸直，用食指、中指、无名指触诊。

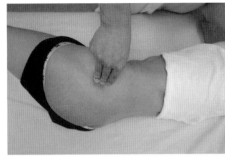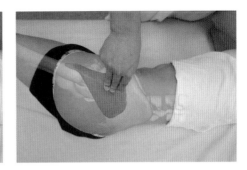

图40-2 臀小肌触诊

视频40-2 臀小肌触诊演示视频
（扫二维码观看）

4.临床表现

（1）腰骶部疼痛，久站加重。

（2）臀部外侧疼痛，外展髋关节无力，患肢金鸡独立无法完成。

（3）影响到下肢：大腿、小腿疼痛麻木，临床症状常比较剧烈。

5.常用再灌注活动

（1）常用再灌注活动一：健侧卧位，患侧下肢伸直，外展髋关节抗阻。

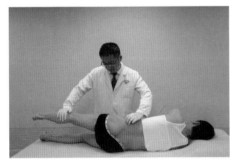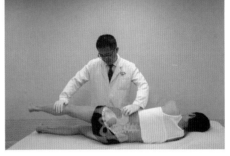

图40-3 臀小肌常用再灌注活动一

视频40-3 臀小肌常用再灌注活动一
（扫二维码观看）

（2）常用再灌注活动二：俯卧位，膝关节屈曲，小腿向外（髋关节内旋）抗阻。

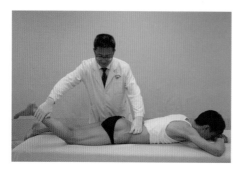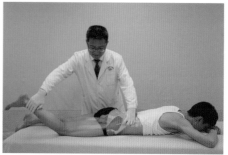

图40-4　臀小肌常用再灌注活动二

　视频40-4　臀小肌常用再灌注活动二
　　　　　　　　　　　　　　　（扫二维码观看）

第四十一章　梨状肌

1.肌肉附着点

（1）内侧：附着于骶骨前面第2、3、4骶前孔边缘。

（2）外侧：附着于股骨大转子上缘。

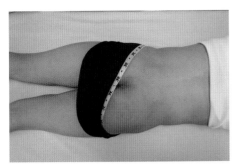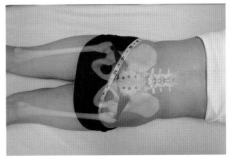

图41-1　梨状肌展示

2.肌肉功能

外旋、外展髋关节。

 视频41-1　梨状肌主要功能演示视频

（扫二维码观看）

3.肌肉触诊

俯卧位，用食指、中指、无名指指腹，垂直于肌纤维方向，从骶骨下1/3外侧缘向股骨大转子方向触诊梨状肌。

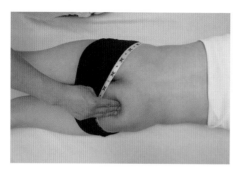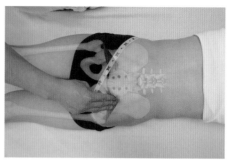

图41-2　梨状肌触诊

视频41-2　梨状肌触诊演示视频
（扫二维码观看）

4.临床表现

（1）腰臀腿部疼痛，内收内旋时加重，外展外旋时减轻或消失。

（2）影响到深部旋髋肌和下肢肌肉：下肢麻木疼痛（坐骨神经后侧问题）。

5.常用再灌注活动

（1）常用再灌注活动一：侧卧位，患侧屈髋屈膝，外展髋关节抗阻。

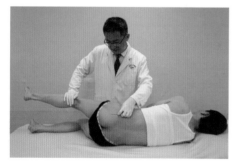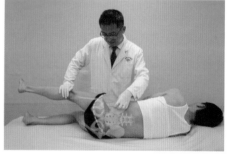

图41-3　梨状肌再灌注活动一

视频41-3　梨状肌常用再灌注活动一
（扫二维码观看）

浮针医学之再灌注活动

（2）常用再灌注活动二：健侧卧位，健侧下肢自然伸直，患侧下肢伸直，稍屈髋向前，外旋髋关节抗阻。

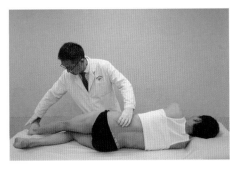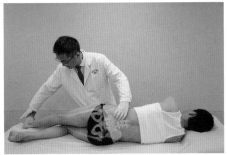

图41-4　梨状肌再灌注活动二

视频41-4　梨状肌常用再灌注活动二
（扫二维码观看）

第四十二章　阔筋膜张肌

1.肌肉附着点

（1）上方：附着于髂前上棘、髂嵴前外侧缘。

（2）下方：移行为髂胫束，止于胫骨外侧髁。

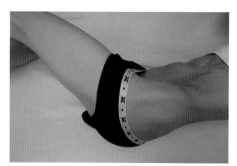 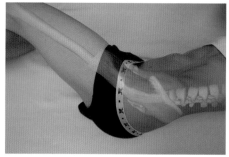

图42-1　阔筋膜张肌展示

2.肌肉功能

屈曲、外展、内旋髋关节。

 视频42-1　阔筋膜张肌主要功能演示视频
（扫二维码观看）

3.肌肉触诊

侧卧位，稍微屈髋屈膝，用食指、中指、无名指触诊。

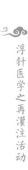

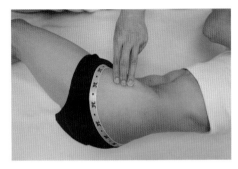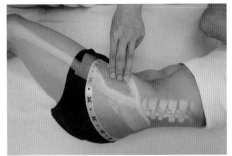

图42-2 阔筋膜张肌触诊

 视频42-2 阔筋膜张肌触诊演示视频
（扫二维码观看）

4.临床表现

（1）大腿外侧、髋关节外侧、髂骨外侧疼痛，外展、屈髋时疼痛加重或出现功能受限，侧卧时疼痛加重。

（2）影响到小腿：小腿外侧疼痛。

（3）弹响髋要特别注意阔筋膜张肌。

（4）内外侧膝关节疼痛也要考虑阔筋膜张肌。

5.常用再灌注活动

健侧卧位，患侧下肢自然屈髋屈膝，外展髋关节抗阻。

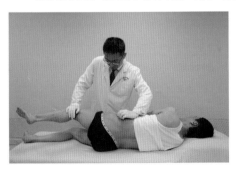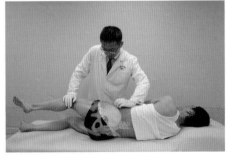

图42-3 阔筋膜张肌常用再灌注活动

视频42-3　阔筋膜张肌常用再灌注活动
（扫二维码观看）

第四十三章　股四头肌

1.肌肉附着点

股四头肌分为四个头：股外侧肌、股内侧肌、股中间肌、股直肌。

（1）上端：股外侧肌附着于股骨大转子，臀肌粗隆和近端，股骨粗线外侧唇。股内侧肌附着于股骨转子间线和粗线内侧缘。股中间肌附着于股骨干前面近侧2/3和粗线远端外侧缘。股直肌附着于髂前下棘和髋臼上。

（2）下端：下端汇聚成髌韧带，止于胫骨粗隆。

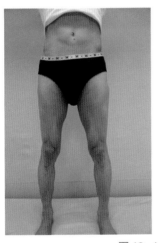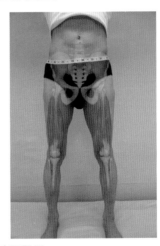

图43-1　股四头肌展示

2.肌肉功能

（1）伸膝。

（2）屈髋（股直肌）。

视频43-1　股四头肌主要功能演示视频一
（扫二维码观看）

 视频43-2　股四头肌主要功能演示视频二
（扫二维码观看）

3.肌肉触诊

仰卧位，下肢稍外展，伸直放松，用食指、中指、无名指触诊。

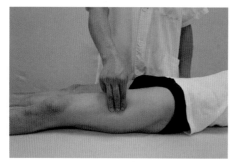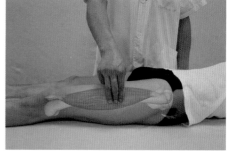

图43-2　股外侧肌触诊

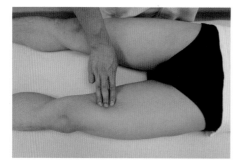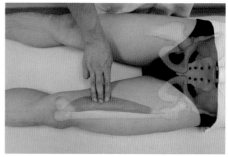

图43-3　股内侧肌触诊

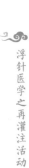

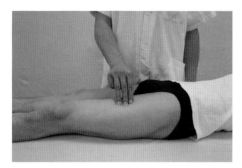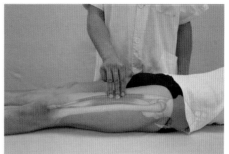

图43-4 股直肌触诊

视频43-3 股四头肌触诊演示视频
（扫二维码观看）

4.临床表现

（1）膝关节疼痛、肿胀、弹响、无力（走路打软腿，久坐或蹲下时站立困难）。

（2）髌韧带附近、胫骨粗隆附近疼痛。

（3）膝关节屈伸疼痛，活动障碍。

（4）髋关节前侧疼痛，屈髋疼痛加重伴无力。

（5）部分青少年生长期膝关节疼痛，股神经牵拉试验（＋），也要考虑股四头肌问题。

5.常用再灌注活动

仰卧位，伸膝抗阻。

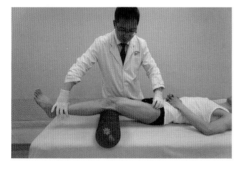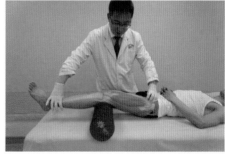

图43-5 股四头肌常用再灌注活动

视频43-4　股四头肌常用再灌注活动
（扫二维码观看）

第四十四章　缝匠肌

1.肌肉附着点

（1）上端：附着于髂前上棘。

（2）下端：经"鹅足状"韧带，附着于胫骨体内侧面。

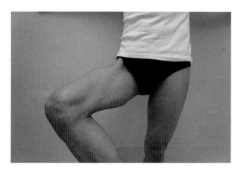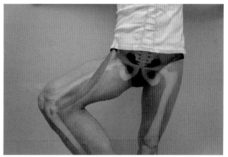

图44-1　缝匠肌展示

2.肌肉功能

（1）屈曲、外展髋关节。

（2）外旋髋部。

（3）屈曲、内旋膝关节。

 视频44-1　缝匠肌主要功能演示视频
（扫二维码观看）

3.肌肉触诊

仰卧位，髋关节外旋，自然屈膝，用食指、中指、无名指触诊。

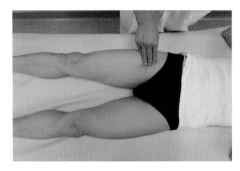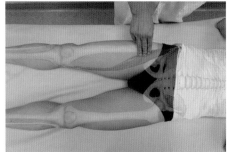

图44-2　缝匠肌触诊一

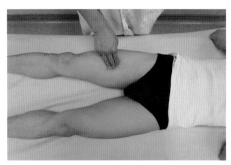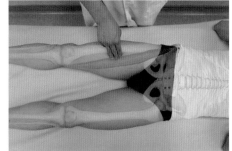

图44-3　缝匠肌触诊二

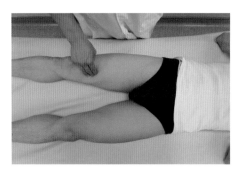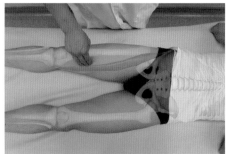

图44-4　缝匠肌触诊三

视频44-2　缝匠肌触诊演示视频
（扫二维码观看）

4.临床表现

（1）髂前上棘附近、大腿前面疼痛。

（2）膝关节内侧疼痛，屈膝屈髋时症状明显。

（3）髋关节内收障碍，"4"字试验（＋）。

5.常用再灌注活动

仰卧位，屈髋屈膝，外旋髋关节抗阻。

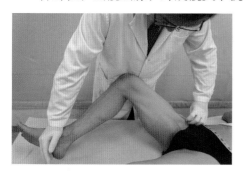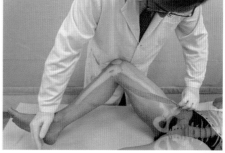

图44-5 缝匠肌常用再灌注活动

 视频44-3 缝匠肌常用再灌注活动

（扫二维码观看）

第四十五章　股二头肌

1.肌肉附着点

（1）上端：①长头附着于坐骨结节。②短头附着于股骨粗线外侧唇。

（2）下端：附着于腓骨头和胫骨内侧髁。

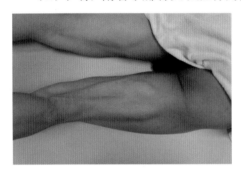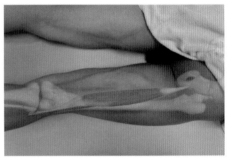

图45-1　股二头肌展示

2.肌肉功能

（1）伸展、外旋髋关节。

（2）屈曲膝关节。

（3）使屈曲的膝关节外旋。

 视频45-1　股二头肌主要功能演示视频

（扫二维码观看）

3.肌肉触诊

俯卧位，用食指、中指、无名指触诊。

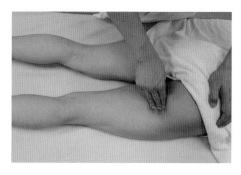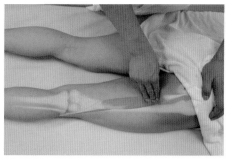

图45-2　股二头肌触诊一

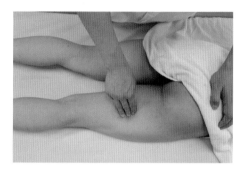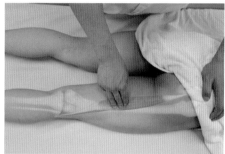

图45-3　股二头肌触诊二

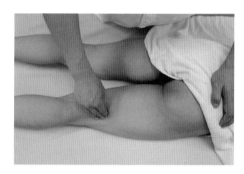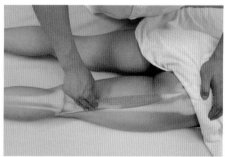

图45-4　股二头肌触诊三

 视频45-2　股二头肌触诊演示视频
（扫二维码观看）

4.临床表现

（1）大腿后面疼痛，坐骨结节处疼痛。

（2）膝关节外侧疼痛，屈膝下蹲、上下楼梯加重。

（3）大腿、小腿后面疼痛麻木，直腿抬高试验（＋）。

（4）腰骶部疼痛，臀部疼痛。

5.常用再灌注活动

俯卧位，髋稍外旋，屈膝抗阻。

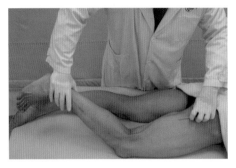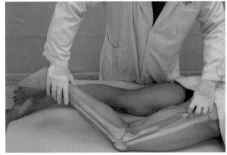

图45-5　股二头肌常用再灌注活动

 视频45-3　股二头肌常用再灌注活动

（扫二维码观看）

第四十六章 半腱肌、半膜肌

1.肌肉附着点

（1）上端：共同附着于坐骨结节。

（2）下端：半腱肌附着胫骨干上端内侧。半膜肌附着于胫骨内侧髁的后内侧部。

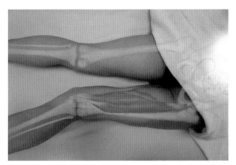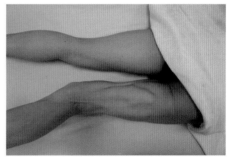

图46-1 半腱肌、半膜肌展示

2.肌肉功能

（1）伸展、内旋髋关节。

（2）屈曲膝关节。

（3）使屈曲的膝关节内旋。

 视频46-1 半腱肌、半膜肌主要功能演示视频

（扫二维码观看）

3.肌肉触诊

俯卧位，自然屈膝，用食指、中指、无名指触诊。

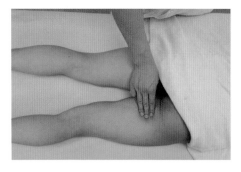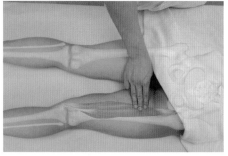

图46-2 半腱肌、半膜肌触诊一

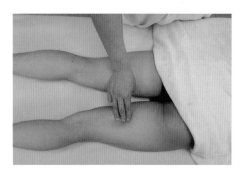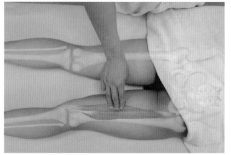

图46-3 半腱肌、半膜肌触诊二

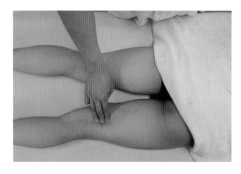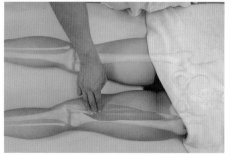

图46-4 半腱肌、半膜肌触诊三

 视频46-2 半腱肌、半膜肌触诊演示视频
（扫二维码观看）

4.临床表现

（1）坐骨结节处疼痛。

（2）膝关节内侧疼痛，内膝眼疼痛，屈膝下蹲、上下楼梯加重，下楼梯更明显，完全下蹲困难。

（3）大腿、小腿后面疼痛麻木，直腿抬高试验（＋）。

（4）腰骶部疼痛，臀部疼痛。

5.常用再灌注活动

俯卧位，髋稍内旋，屈膝抗阻。

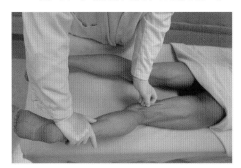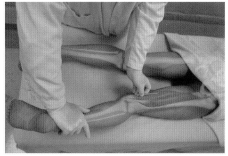

图46-5　半腱肌、半膜肌常用再灌注活动

　视频46-3　半腱肌、半膜肌常用再灌注活动
（扫二维码观看）

第四十七章　股内收肌群

1.肌肉附着点

股内收肌群包括耻骨肌、短收肌、长收肌、股薄肌、大收肌。

（1）耻骨肌：上端附着于耻骨上支。下端附着于股骨耻骨肌线。

（2）短收肌：上端附着于耻骨下支外面。下端附着于股骨耻骨肌线和股骨粗线内侧唇的近侧半。

（3）长收肌：上端附着于耻骨嵴与耻骨联合之间。下端附着于股骨粗线内侧唇的中1/3。

（4）股薄肌：上端附着于耻骨下支。下端经鹅足韧带，附着于胫骨干内侧。

（5）大收肌：上端附着于耻骨下支、坐骨支和坐骨结节。下端附着于股骨粗线内侧唇、股骨内侧髁上线和收肌结节。

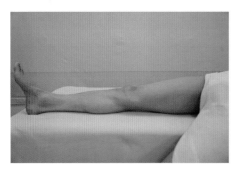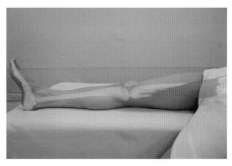

图47-1　股内收肌群展示

2.肌肉功能

（1）共同功能：内收、屈曲髋关节。

（2）不同功能：大收肌可伸展髋关节，股薄肌可屈曲膝关节。

视频47-1　股内收肌群主要功能演示视频
（扫二维码观看）

3.肌肉触诊

仰卧位，下肢自然伸直，用食指、中指、无名指触诊。

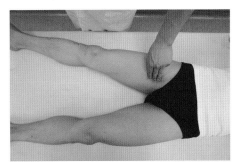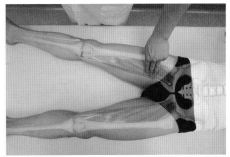

图47-2　股内收肌群触诊一

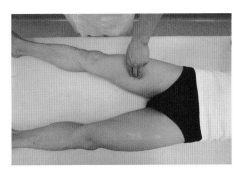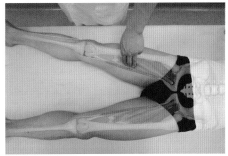

图47-3　股内收肌群触诊二

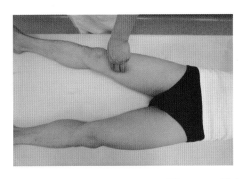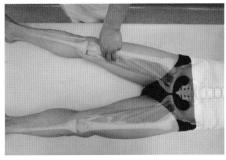

图47-4　股内收肌群触诊三

视频47-2　股内收肌群触诊演示视频
（扫二维码观看）

4.临床表现

（1）膝关节内侧疼痛，弹响髋，外展、屈曲髋关节受限。

（2）部分内科、妇科、杂病：如腹痛、盆腔痛、肛门收缩无力等症状，痛经、月经不调、前列腺炎、前列腺增生、顽固性漏尿、输尿管结石、痔疮等疾病。

5.常用再灌注活动

（1）常用再灌注活动一：患侧卧位，患侧下肢伸直，对侧下肢自然支撑于床面，患侧内收髋关节抗阻。

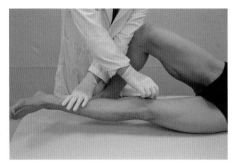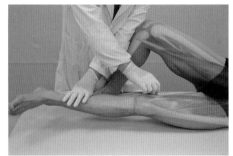

图47-5　股内收肌群常用再灌注活动一

视频47-3　股内收肌群常用再灌注活动一
（扫二维码观看）

（2）常用再灌注活动二：仰卧位，下肢处于中立位，自然屈髋屈膝，髋关节内收抗阻。

视频47-4　股内收肌群常用再灌注活动二
（扫二维码观看）

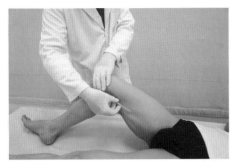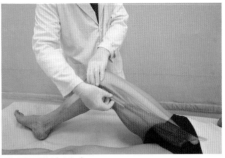

图47-6　股内收肌群常用再灌注活动二

第四十八章　腘肌

1.肌肉附着点

（1）外侧：附着于股骨外侧髁的外侧部。

（2）内侧：附着于胫骨近端的后面。

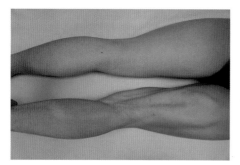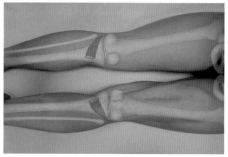

图48-1　腘肌展示

2.肌肉功能

屈曲、内旋膝关节。

视频48-1　腘肌主要功能演示视频

（扫二维码观看）

3.肌肉触诊

俯卧位，用食指、中指、无名指触诊。

视频48-2　腘肌触诊演示视频

（扫二维码观看）

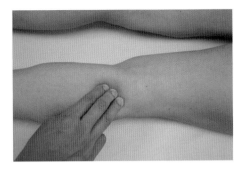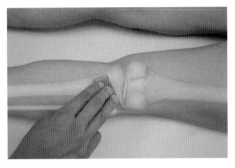

图48-2　腘肌触诊

4.临床表现

（1）腘窝后疼痛、肿胀。

（2）过度伸展膝关节疼痛，不能完全屈曲膝关节。

（3）膝关节疼痛，上下楼梯加重，尤其下楼梯明显。

5.常用再灌注活动

俯卧位，屈膝抗阻。

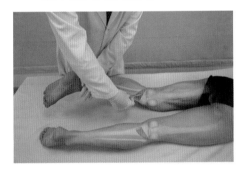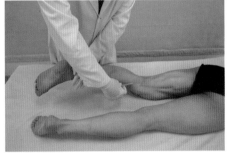

图48-3　腘肌常用再灌注活动

 视频48-3　腘肌常用再灌注活动

（扫二维码观看）

第四十九章　腓肠肌、比目鱼肌

1.肌肉附着点

上端：腓肠肌内侧头附着于股骨内侧髁后面，外侧头附着于股骨外侧髁后面；比目鱼肌附着于胫骨后面和比目鱼肌线，腓骨后头和近端。

下端：两块肌肉汇合后，经跟腱附着于跟骨后面。

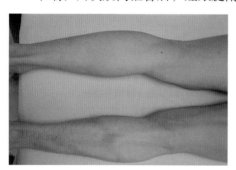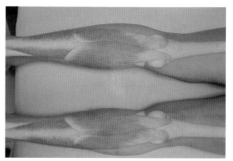

图49-1　腓肠肌、比目鱼肌展示

2.肌肉功能

（1）跖屈踝关节。

（2）屈膝（腓肠肌）。

视频49-1　腓肠肌、比目鱼肌主要功能演示视频
（扫二维码观看）

3.肌肉触诊

俯卧位，下肢自然伸直，脚伸出床面，用食指、中指、无名指触诊。

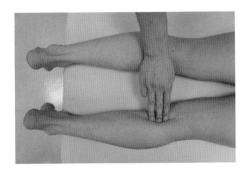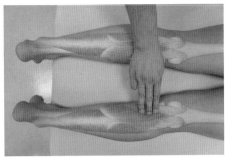

图49-2　腓肠肌内侧头触诊

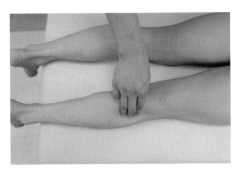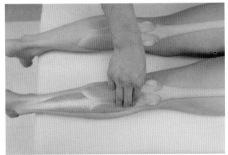

图49-3　腓肠肌外侧头触诊

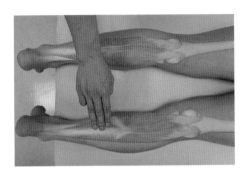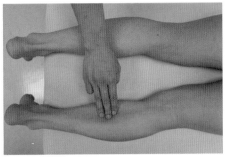

图49-4　比目鱼肌触诊

视频49-2　腓肠肌、比目鱼肌触诊演示视频
（扫二维码观看）

4.临床表现

（1）小腿疼痛，小腿抽筋。

（2）膝关节疼痛，屈膝、上下楼梯加重，特别是下楼梯时，不能完全下蹲。

（3）跟骨疼痛，脚底疼痛、麻木。

（4）部分腰骶部疼痛也要考虑腓肠肌、比目鱼肌。

5.常用再灌注活动

（1）常用再灌注活动一：俯卧位，下肢于中立位伸直，脚伸出床面，踝关节跖屈抗阻。

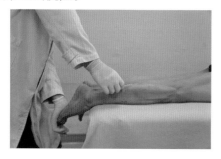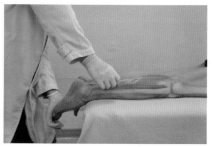

图49-5　腓肠肌、比目鱼肌常用再灌注活动一

视频49-3　腓肠肌、比目鱼肌常用再灌注活动一

（扫二维码观看）

（2）常用再灌注活动二（比目鱼肌）：俯卧位，下肢于中立位，膝关节屈曲90°，踝关节跖屈抗阻。

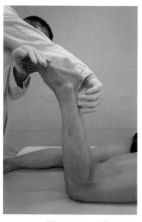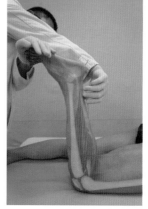

图49-6　腓肠肌、比目鱼肌常用再灌注活动二

视频49-4　腓肠肌、比目鱼肌常用再灌注
活动二（扫二维码观看）

第五十章　腓骨长肌

1.肌肉附着点

（1）上端：附着于腓骨头和腓骨外侧的上2/3。

（2）下端：附着于第一跖骨和中间楔骨外侧面。

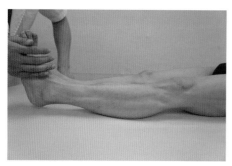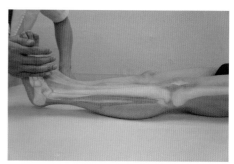

图50-1　腓骨长肌展示

2.肌肉功能

（1）足外翻。

（2）踝跖屈（腓骨长肌、腓骨短肌）。

（3）踝背屈（第三腓骨肌）。

　视频50-1　腓骨长肌主要功能演示视频

（扫二维码观看）

3.肌肉触诊

仰卧位，下肢自然伸直，用食指、中指、无名指触诊。

　视频50-2　腓骨长肌触诊演示视频

（扫二维码观看）

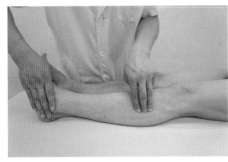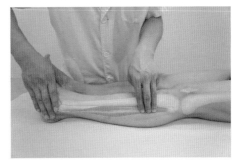

图50-2　腓骨长肌触诊一

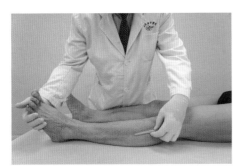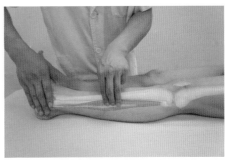

图50-3　腓骨长肌触诊二

4.临床表现

（1）膝关节外侧疼痛，小腿外侧疼痛、麻木，脚趾麻木，脚掌疼痛，活动后加重。

（2）髋关节外侧疼痛、大腿外侧疼痛。

（3）陈旧性踝扭伤、膝关节内侧疼痛也不要忽略腓骨长肌。

5.常用再灌注活动

（1）常用再灌注活动一：仰卧位，下肢于中立位伸直，足外翻抗阻。

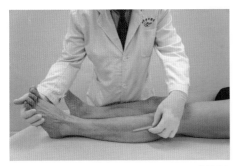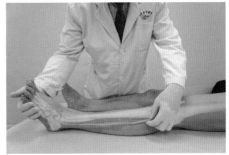

图50-4　腓骨长肌常用再灌注活动一

视频50-3　腓骨长肌常用再灌注活动一

（扫二维码观看）

（2）常用再灌注活动二：仰卧位，下肢于中立位伸直，踝关节跖屈抗阻。

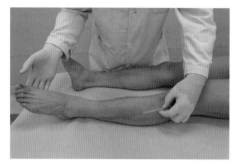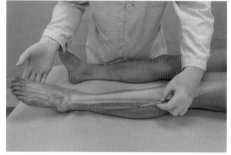

图50-5　腓骨长肌常用再灌注活动二

视频50-4　腓骨长肌常用再灌注活动二

（扫二维码观看）

第五十一章　胫骨前肌

1.肌肉附着点

（1）上端：附着于胫骨外侧髁、胫骨近侧半和小腿骨间膜。

（2）下端：附着于内侧楔骨跖面和第1跖骨底部。

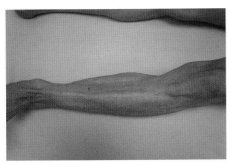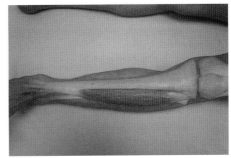

图51-1　胫骨前肌展示

2.肌肉功能

（1）踝背屈。

（2）足内翻。

视频51-1　胫骨前肌主要功能演示视频

（扫二维码观看）

3.肌肉触诊

仰卧位，下肢自然伸直，用食指、中指、无名指触诊。

视频51-2　胫骨前肌触诊演示视频

（扫二维码观看）

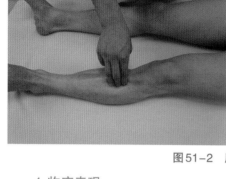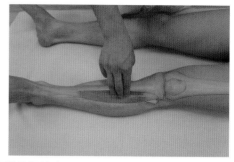

图51-2 胫骨前肌触诊

4.临床表现

（1）胫骨前面疼痛，大脚趾疼痛、麻木，脚踝无力，大脚趾背屈障碍，甚则胫前肌肌肉萎缩。

（2）陈旧性踝扭伤，膝关节疼痛，大脚骨疼痛（踇指外翻疼痛），足内侧疼痛也要注意胫骨前肌的问题。

5.常用再灌注活动

仰卧位，下肢于中立位伸直，背屈踝关节抗阻。

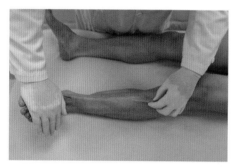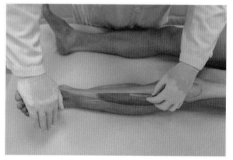

图51-3 胫骨前肌常用再灌注活动

视频51-3 胫骨前肌常用再灌注活动
（扫二维码观看）

后记

再灌注活动是符仲华老师在浮针临床中观察、总结和提出的一种临床治疗手段，目前被广泛地应用在浮针治疗中，是浮针临床不可或缺的好帮手、好伙伴。

再灌注活动源自浮针临床，基于功能解剖、现代康复等医学理论而提出、发展和逐步完善。自符仲华老师2010年左右提出"再灌注活动"这个概念以来，我们对其临床应用与研究一直在不断地补充、发展和完善，从未止步。作者有幸受到符仲华老师委派，承担这个任务，将再灌注活动的临床操作详尽地、规范地、直观地展现在广大浮针爱好者和浮针从业者面前。

本书上篇针对再灌注活动的生理学基础、再灌活动的病理学基础和作用对象进行了详尽的论述，并介绍了再灌注活动的定义、原理、操作方法、分类等。下篇则使用大量的图片和视频对常见的四十一块肌肉的解剖、功能、成为患肌后产生的临床表现、触诊方法以及常用的再灌注活动手法进行简明、直观地阐述和表达。

但受作者本人水平、能力和临床视野所限，不可能完美无缺地将再灌注活动的所有内容都在本书中体现，一些纰漏和错误在所难免。比如说，书中所列的患肌的临床症状不够全面、触诊动作不规范、再灌注活动的设计不够科学或不够省力，等等。

故本书成文印刷之时，作者本人也是颇为忐忑和惶恐，倒不是过于担心专家和同道的批评和指正，因为有错就改可以使人进步；而是担心书中的纰漏、错误太多，会误导积极好学的浮针爱好者和浮针从业者。

所以，在此恳请各位读者、各位浮针爱好者和各位浮针从业者，如果发现书中有不明白、纰漏、错误的地方，一定要向作者提出，给予作者一个改正和进步的机会，给浮针和再灌注活动一个前进和完善的机会。请通过邮箱（sunj3610@163.com）或微信（13580504600）与作者联系，我们一定虚心接受批评。如果您能同时提出建设性的补充和修改意见，是对我们工作最大的肯定、鼓励和支持。您合理的宝贵意见会在本书后续的版本中订正、补充，或通过筛选后在"浮针大世界"微信公众号向所有浮针人公开您的好点子、好方法。

孙　健
2021年9月15日

致谢

经过先后四次的反复拍摄，经过大量图片、视频的后期制作，经过二十余次的修改、编辑和排版，《浮针医学之再灌注活动》一书终于面世。回顾本书的成书全过程，喜悦兴奋之余，感恩更多。

首先，感谢符仲华老师的信任、嘱托和鞭策，才使得我有机会来承担这么一个光荣的任务，将浮针腾飞的翅膀——再灌注活动如此直观地呈现在读者面前。这也逼迫我不断地学习、思考和规范自己的临床操作，才敢诚惶诚恐地拿出来和大家分享。同时，感谢为本书拍摄图片和视频的两位模特先生，在这里不方便透露他们的姓名，除了拍摄过程中的配合和辛苦，他们为医学进步的奉献精神也是值得我们尊重。

其次，感谢我们的拍摄团队，我们都是业余的导演、编剧、摄影、配音和剧务。但我们都是浮针人，是浮针的学习者、践行者和推动者，机缘巧合使得我们能够有幸为浮针事业尽一点自己的微薄之力。他们既有全国各地前来进修学习的各位医生：山东济南的陈新勇医生、湖南湘潭的朱志刚医生、广西桂林的李建伟医生、广东惠州的李佳璇医生，当然还有我们广东省中医院符仲华浮针医学名医传承工作室团队的文幸主任、庄义杰医生、杨小林博士、王翰林医生、陈颖妍硕士。没有你们大量耐心、细致的工作，就没有本书这么多图片和视频素材，感谢你们。

再次，感谢我们的文字、图片和影音编辑团队。王谦医生和许菲医生在文字组织和编辑方面给予我大量的帮助。而浮针宣传部的各位兄弟姐妹，对于文中200多张图片和172个视频的精心编辑、制作，更是本书的画龙点睛之笔，让本书得以如此出彩，所以在此要郑重地感谢杨利民医生、范正胜医生、王金山医生。

还要感谢北京中医药大学的马淑然教授、广东省第二中医院的贺青涛教授、上海交通大学医学院附属瑞金医院卢湾分院的李桂凤主任，他们和符仲华老师主编的《浮针医学概要》给本书的编写提供了大量的启发、思路和参考。

最后，还要感谢中国中医药出版社的编辑、排版、印刷等各位老师，他们加班加点、辛苦的劳动才使得本书能够及时地印刷、出版、面世。

感谢您们！

孙 健

2021年9月15日

参考文献

［1］符仲华，浮针医学纲要［M］.北京：人民卫生出版社，2016.

［2］符仲华，浮针医学概要［M］.北京：中国中医药出版社，2019.

［3］邱茂良主编，针灸学［M］，上海：上海科学技术出版社，1985.

［4］费伦，承焕生，蔡得亨，等.经络物质基础及其功能性特征的实验探索和研究展望［J］.科学通报，1998.43（6）：658-672.

［5］薛立功，张海荣.经筋理论与临床疼痛诊疗学［M］.北京：中国中医药出版社，2002.

［6］Wolfe E.The American College of Rheumatology 1990 criteria for the classification of fibromyalgia：report of the Multicenter Criteria Committee［J］.Arthritis Rheum，1990，33（2）：160-172.

［7］Reynolds M D.Myofascial Trigger point syndromes in the practice of rheumatology［J］. Archives of Physical Medicine and Rehabilitation，1981，62（3）：111-114.

［8］特拉维尔，西蒙斯. 肌筋膜疼痛与机能障碍激痛点手册［M］.北京：人民军医出版社，2015.

［9］Simons DG. New views of myofascial trigger points：etiology and diagnosis［J］.Arch Phys Med Rehabil，2008，89（1）：157-159.

［10］Hong CZ.Lidocaine injcction versus Dry Necdling to myofascial trigger point：the importance of thc local twitch response［J］.AmJ Pliys Med Rehabil，1994（73）：256-263.

［11］Jaeger B，Skootsky S A. Double blind，controlled study of different myofascial trigger point injection techniqucs［J］.PAIN，1987，（30）：S292.

［12］Ingber R S. Iliopsoas myofascial dysfunction：A treatable cause of "failed" low back syndrome［J］.Archives of Physical Medicinc and Rchabilitation，1989，70（5）：382-386.

［13］Ingber R S.Shoulder impingement in tennis/racquetball players treated with subscapularis myofascial treatments［J］.Arch Phys Med Rehabil,2000,81（5）:680-682.

［14］卢六沙.经络实质探析［J］，中国针灸，1996，16（4）：20-22.

［15］刘澄中，临床经络现象学［M］.大连：大连出版社，1994.

［16］中国人民解放军309医院，经络敏感人［M］.北京：人民卫生出版社，1979.

［17］克里斯蒂·凯尔编著，王华侨等译，功能解剖［M］.天津：天津科技翻译出版有限公司，2013.

［18］克莱尔·戴维斯等著，黄欣等译，无痛一身轻［M］.北京：群言出版社，2007.